Sophie Brunel

Jin Shin Jyutsu

Die Kraft der Selbstheilung

Bibliografische Information der Deutschen Nationalbibliothek
Die Deutsche Nationalbibliothek verzeichnet diese Publikation in der Deutschen Nationalbibliografie. Detaillierte bibliografische Daten sind im Internet über https://dnb.de abrufbar.

Für Fragen und Anregungen
info@m-vg.de

Wichtige Hinweise
Dieses Buch ist für Lernzwecke gedacht. Es stellt keinen Ersatz für eine individuelle medizinische Beratung dar und sollte auch nicht als solcher benutzt werden. Wenn Sie medizinischen Rat einholen wollen, konsultieren Sie bitte einen qualifizierten Arzt oder eine qualifizierte Ärztin. Der Verlag und die Autorin haften für keine nachteiligen Auswirkungen, die in einem direkten oder indirekten Zusammenhang mit den Informationen stehen, die in diesem Buch enthalten sind.

1. Auflage 2025

Türkenstraße 89
80799 München
Tel.: 089 651285-0

Die französische Originalausgabe erschien 2024 bei Guy Trédaniel Éditeur unter dem Titel *Jin Shin Jyutsu*.

Übersetzung: Nadine Lipp
Redaktion: Ulrike Reinen
Umschlaggestaltung: Manuela Amode
Umschlagabbildung: Adobe Stock/MindShiftMasteryHub
Abbildungen im Innenteil: David Patin, außer: S. 34, 35: Isabelle Godiveau; S. 51: Shutterstock/VectorMine (li.), Shutterstock/LiiaLonnArt (re.); S. 52: Shutterstock/inspiring.team; S. 70: Shutterstock/Goinyk Production; S. 107: Shutterstock/rolandtopor
Satz: inpunkt[w]o, Wilnsdorf (www.inpunktwo.de)
Druck: Florjancic Tisk d.o.o., Slowenien
Printed in the EU

ISBN Print 978-3-7423-2865-6
ISBN E-Book (EPUB, Mobi) 978-3-7453-2643-7

Sophie Brunel

Jin Shin Jyutsu

Die Kraft der Selbstheilung

21 Rituale für mehr Energie, emotionale Balance und körperliches Wohlbefinden

riva

INHALT

KAPITEL 4

»Das Ritual ist eine präzise Anordnung von Worten und Gesten, die sich auf die Realität auswirken. Es ist das Gegenteil von intellektuell oder theoretisch, es ist handlungsorientiert. Wir müssen uns nicht anstrengen, um zu verstehen, wir müssen nur handeln.«

Fabrice Midal

Ich möchte dieses Buch meiner Mutter widmen, einer Mutter, die singt und lacht, die tanzt, liest und schreibt, die näht, strickt und kocht. Einer Mutter, die mich immer unterstützt hat, trotz der Belastungen und der Angst, die sie um mich hatte.

Ich widme es vor allem der Frau, die sie ist: Eine Frau, die mich Resilienz gelehrt hat und die stark genug an sich selbst geglaubt hat, um sich selbstständig zu machen zu einer Zeit, in der es für Frauen noch schwieriger war als heute. Eine Frau, die ihr Studium sehr früh und zu ihrem Bedauern abbrechen musste, ihren Universitätsabschluss dann aber mit über vierzig Jahren nachgeholt hat. Eine Frau, die an sich selbst gearbeitet hat, um ihretwegen, aber auch um sich besser um ihre Kinder kümmern zu können. Ich widme es der Therapeutin, die mir den Weg aufgezeigt hat.

Merci, Maman

VORWORT

Manche Begegnungen im Leben sind unvergesslich – so wie meine Begegnung mit Sophie Brunel. Daher hat es mich außerordentlich gefreut, als sie mich gefragt hat, ob ich das Vorwort zu ihrem Buch schreiben möchte. Aber wie soll ich sie vorstellen und in wenigen Worten die ganze Magie des Jin Shin Jyutsu zusammenfassen? Ich will es ganz einfach halten und erzählen, wie wir uns begegnet sind und was uns verbindet. Sophie ist Naturheilpraktikerin und praktiziert Jin Shin Jyutsu, was zu Beginn gar nicht so einfach auszusprechen ist. Sie kann die Harmonisierungskunst der Lebensenergie im Körper wunderbar verständlich erklären. Ich hatte einen schweren Bandscheibenvorfall, der bald operativ behandelt werden sollte, und war sehr gespannt, mehr über diese Technik zu erfahren. Vor der Operation, die meine Beweglichkeit und das Gefühl im linken Bein wiederherstellen sollte, hatte ich große Angst. Nach einem ersten Telefongespräch mit Sophie fuhr ich nach Lyon in ihre Praxis. Ihre Sanftheit und ihre tröstenden Worte berührten mich zutiefst. Sie beruhigte mich mit den Worten: »Machen Sie sich keine Sorgen, dieser Akupressuransatz mit den Fingern ist sehr sanft und wird Sie ohne Nebenwirkungen oder Risiko durch Ihre Genesungszeit begleiten.«

Ich legte mich hin und ließ mich von ihrer mütterlichen und zugleich kraftvollen Energie einhüllen. Ich war überrascht, wie einfach Jin Shin Jyutsu ist – und wie wirksam! Nach der ersten Sitzung fühlte ich mich besser. Ich hatte neue Energie und vor allem viel weniger Angst vor der Vollnarkose, die mich erwartete. Zehn Tage nach der Operation schlug mir Sophie eine Reihe von Sitzungen zu Hause vor, die meinem Körper helfen sollten, schneller zu heilen, schneller Energie zu gewinnen und meine Ausscheidungsorgane dabei zu begleiten, die Narkosemittel wirksam wieder loszuwerden.

Jin Shin Jyutsu basiert auf dem Prinzip, dass es eine Lebensenergie gibt, die in uns und im Universum zirkuliert (in Indien *Prana*, in Asien *Qi* genannt), und strebt an, diese Energie, die Körper, Geist und Seele vereint, zu harmonisieren. Wenn ein Ungleichgewicht den Fluss der Lebensenergie stört, können Blockaden entstehen, die eine körperliche Krankheit, ein emotionales Symptom beziehungsweise einen Energieverlust begünstigen. Während unserer Sitzungen erklärte mir Sophie, sie sei überzeugt davon, dass unser Körper und unsere Lebensenergie »wissen«, wie wir uns körperlich und psychisch wieder ins Gleichgewicht bringen können.

Jirô Murai hat diese uralte Heilkunst in Japan wiederentdeckt und sie zunächst »Die Kunst des Glücklichseins« und schließlich »Die Kunst des Schöpfers durch den mitfühlenden Menschen« genannt. Anhand der Bücher von Mary Burmeister, einer außergewöhnlichen Frau, die diese Heilkunst im Westen einführte, hat Sophie Brunel ihren Weg zum Jin Shin Jyutsu gefunden – ganz konkret, als sie ihre immer wiederkehrenden Blasenentzündungen mithilfe von Jin Shin Jyutsu kurieren konnte.

Im Laufe unserer Begegnungen hat mir Sophie nahegebracht, dass es ihr am Herzen liegt, Jin Shin Jyutsu weiterzugeben, damit alle Menschen die Erfahrung machen können, durch Selbsthilfe auf die eigene Gesundheit einzuwirken. Lächelnd zeigte sie mir ihre Hände und sagte: »Dies ist das einfachste Werkzeug, das immer zur Hand ist.«

In mehreren Jin-Shin-Jyutsu-Workshops mit Sophie lernte ich den Hauptzentralstrom und einen Quick Fix für jeden der zwölf Organströme kennen, die eng mit unseren Emotionen verbunden sind. Dabei entdeckte ich, wie ich mein Immunsystem stärken und mit der mentalen Belastung in Stresszeiten umgehen kann. Und da wurde mir klar, dass tatsächlich alles in Reichweite ist, denn unsere Hände sind eine Landkarte der Organe und Energieflüsse in unserem Körper.

Heute lächle ich in der U-Bahn, wenn ich meine Zeigefinger zusammendrücke und den praktischen Quick Fix benutze, um die Energien in meinem unteren Rücken, die mit meinen Ängsten zusammenhängen, zu harmonisieren. In diesem Moment sage ich mir, dass das Leben wie eine wachende Mutter ist, eine Quelle der Fülle, aus der wir schöpfen, um unsere Fehlausrichtungen in uns selbst auszugleichen, bevor sie zu Blockaden oder Beschwerden werden.

Vor einigen Jahren hat mich mein beruflicher Werdegang auch dazu geführt, mit Energieflüssen und Körpertechniken zu arbeiten, sei es aus dem Kundalini-Yoga oder aus Energiebehandlungen, die von schamanischen Traditionen inspiriert sind. Ich fand die gleichen Energiekreisläufe, Verbindungen zwischen den Organen und gehemmten oder blockierten Emotionen, die sich herauskristallisieren und uns leiden lassen. Da habe ich wieder an Sophie und ihre so wertvolle Arbeit gedacht.

Meine Begegnung mit Sophie Brunel war keineswegs zufällig, und ich bin davon überzeugt, dass sie von dieser kosmischen Intelligenz, die uns umgibt, wunderbar orchestriert wurde. Sophie hat mich inspiriert und inspiriert mich weiterhin mit ihrer Sanftheit und ihrer starken weiblichen Kraft als »Heilerin der Neuzeit«. Heute öffnet sie uns den Weg mit ihrem wunderbaren Buch, wie wir uns mit unseren Händen selbst helfen können. Was könnte einfacher sein?

Ich wünsche Ihnen ein schönes und erkenntnisreiches Eintauchen in dieses Buch mit Sophie als erleuchteter Führerin. Und ich wünsche uns eine lange und schöne Freundschaft, inspiriert von der Energie der Liebe, dieser unermesslichen Kraft im Universum.

Stéphanie Perez
Klinische Psychologin, Doula und Kundalini-Yoga-Lehrerin und vieles mehr!

EINLEITUNG

Wir alle wünschen uns, gesund zu sein, körperlich und seelisch im Gleichgewicht, und natürliche Lösungen zu kennen, mit denen wir den Leiden des Alltags begegnen und die Lebensenergie stärken können. Die gute Nachricht ist, dass Jin Shin Jyutsu, die japanische Heilkunst, die für Zufriedenheit und Langlebigkeit steht, all das bewirken kann. Lassen Sie sich Tag für Tag auf den Weg dieser Lebenskunst begleiten, der Kunst, sich zu kennen und sich selbst zu helfen – und sich selbst zu lieben – dank der Akupressur.

Dieser praktische Leitfaden enthält 21 Rituale der japanischen Energieakupressur für 21 Tage täglicher Praxis. Diese 21 Tage entsprechen, wie Sie vielleicht schon wissen, der Zeit, die man braucht, um eine Gewohnheit zu verankern. 21 Tage, um Jin Shin Jyutsu sanft in Ihr tägliches Leben zu integrieren.

Die Rituale, die Sie in Kürze kennenlernen werden, decken die wichtigsten Punkte für ein glückliches, gesundes und ausgeglichenes Leben ab:

- **Verankerung:** Dabei geht es um die Fähigkeit, wieder mit der Person in Verbindung zu treten, die man in diesem Moment wirklich ist, und seinen Platz in der Welt und im Leben voll und ganz und voller Vertrauen einzunehmen.
- **Loslassen:** Diese Rituale vermitteln die Kunst, sich zu erlauben, Überschüsse abzuladen, sie sein zu lassen, ohne dass sie uns verschlingen.
- **Schöpfen neuer Energie**: Um das Leben angenehm zu gestalten, brauchen wir all unsere Fähigkeiten, unsere Beweglichkeit und Lebensfreude. Die Rituale für mehr Energie dienen dazu, Ihnen die Lebenskraft zu verleihen, die Sie für ein erfülltes Leben brauchen.
- **Vorbeugen und Heilen von Alltagsbeschwerden:** Die Rituale lindern zum Beispiel Schlafstörungen, Verdauungsbeschwerden oder Schmerzen, um heute und in Zukunft gesund zu sein.

Jin Shin Jyutsu ist mit der Akupunktur verwandt, kommt aber ohne Nadeln und Druck aus und ist ein Werkzeug zur authentischen und dauerhaften Veränderung Ihres körperlichen, emotionalen und psychischen Gleichgewichts. Es wirkt gleichzeitig stressabbauend, entgiftend, nährend, harmonisierend und belebend und wurde bereits in zahlreichen Krankenhäusern in Deutschland und den USA eingeführt, um die Genesung der Patient*innen zu beschleunigen.

Auch Sie werden zu Hause oder im Büro von allen Vorteilen des Jin Shin Jyutsu profitieren können, dank der praktischen und schnellen Rituale in diesem Buch, die so einfach durchzuführen sind, dass einige davon sogar in der U-Bahn zur Hauptverkehrszeit angewendet werden können!

Wenn Sie Lust haben, sich um sich selbst zu kümmern, sich zu transformieren, Ihr volles Potenzial auszuschöpfen und alles um Sie herum zum Strahlen zu bringen, dann ist es Zeit, Jin Shin Jyutsu in Ihrem Leben willkommen zu heißen!

KAPITEL 1

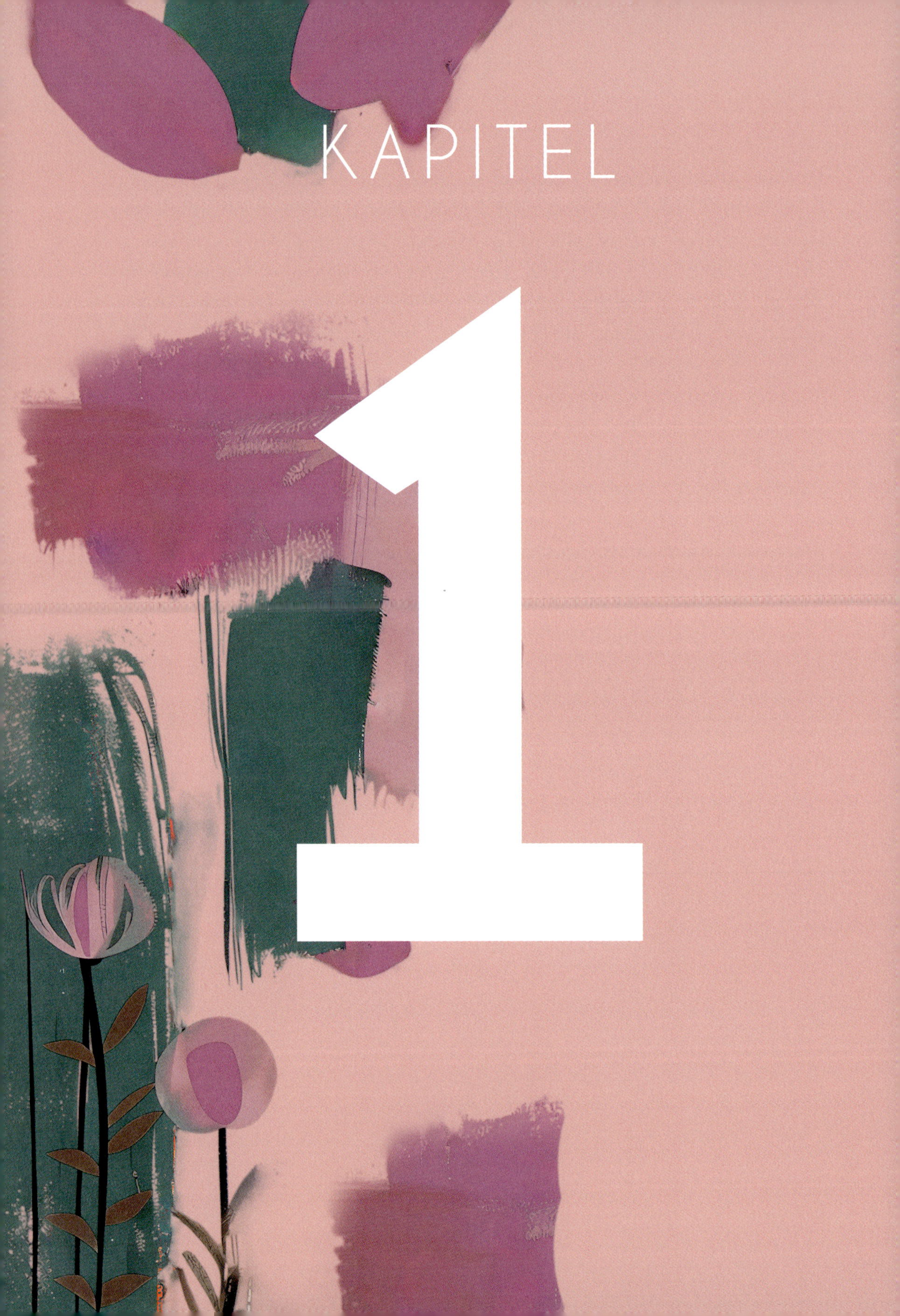

An wen richtet sich dieses Buch?

ÜBUNG MACHT ~~DEN MEISTER~~ GLÜCKLICH

Bevor ich angefangen habe, dieses Buch zu schreiben, habe ich viele andere Bücher gelesen. Bücher über Meditation, Selbsthypnose, Psychologie, Ökologie, Quantenphysik, Philosophie, Astrophysik, Mindset, Business, persönliche Entwicklung und vieles mehr. Wahrscheinlich habe ich, genau wie Sie, lange Zeit in Büchern nach der Harmonie gesucht, die meinem Leben gefehlt hat. Und ich muss zugeben, dass diese Bücher mir geholfen haben. Aber trotz aller Begeisterung, mit der ich sie gelesen habe, schafften sie es leider nie, mein Leben dauerhaft zu verändern. Mit Jin Shin Jyutsu hingegen gelang es endlich!

Im Laufe der Jahre stellte ich fest, dass meine gesamte Lektüre im Grunde genommen um ein einziges zentrales Thema kreiste: Energie. Diese schien die Verbindung, der Kitt und die Brücke zwischen dem zu sein, was ich las, fühlte und erlebte. Ich wollte also unbedingt tiefer in dieses faszinierende Thema einsteigen und ausprobieren, wie der Energiefluss in mir wirken würde.

Mir fiel etwas ein, das ich über das Thema Fülle gelesen hatte, und ich warf dem Universum einfach entgegen, dass ich gerne einen energetischen Ansatz finden würde, der

- nicht elitär ist (also keine besondere Begabung von Geburt an benötigt wird)
- und nicht verblasst oder sogar degeneriert durch seinen jüngsten Erfolg: Sekten und nach einem Wochenendkurs selbst ernannte Gurus sind nicht mein Fall.

Was ich suchte, war:

- Aufrichtiges
- Einfaches
- Menschliches
- unsichtbar Greifbares

Nur das, nichts anderes! Alle hätten mir gesagt, dass ich zu viel verlange. Alle, außer dem Universum. Wenn man glaubt, dass das Universum einem zuhört und dass man es um alles bitten kann, dann ist meine Entdeckung des Jin Shin Jyutsu ein perfektes Beispiel dafür. Folgendes ist nämlich passiert ... Es geschah einfach, etwa zwei bis drei Monate nach meiner Bitte. Meine Mutter kam gerade von einer Wochenendreise zurück und erzählte mir, wie die Freundin, bei der sie übernachtet hatte, mitten in der Nacht ihre Blasenentzündung gestoppt hatte, nur indem sie ihre Hände auf sie legte. Damals litt ich selbst an chronischen Harnwegsinfektionen, darum stießen diese Worte bei mir auf großes Interesse! Jahrelang habe ich Spezialist*innen aufgesucht, recherchiert und alles Mögliche gelesen, mich vor heißen Tagen und Geschlechtsverkehr gefürchtet, Antibiotika genommen, Operationen über mich ergehen lassen, gedacht, es wäre meine Schuld, dass ich so anders und so empfindlich bin ... Und jetzt hörte ich, dass dieser Albtraum durch das einfache Auflegen meiner Hände verschwinden kann! Natürlich habe ich meine Mutter gefragt, wie man das macht. Innerlich sah ich mich schon bei einer wirkungslosen esoterischen Übung, aber da ich die Schmerzen, die Angst und die Müdigkeit nicht mehr ertragen konnte, hatte ich nichts zu verlieren. »Sich lächerlich zu machen, bringt einen nicht um«, hatte man mir zu Hause beigebracht! Und nun erfuhr ich von Brigitte, der Freundin meiner Mutter, dass ich nur eine Hand in den Nacken und die andere unter den Po legen musste, um die Infektion loszuwerden! So einfach? Das Universum ist ja lustig! Hatte ich nicht um Einfachheit gebeten? Nun hatte ich sie bekommen!

An jenem Tag verschwanden die Blasenentzündungen aus meinem Leben und Jin Shin Jyutsu trat ein. Es war erst mal nur eine leichte und wohlwollende Praxis, die mir Brigitte, damals eine einfache Jin-Shin-Jyutsu-Studentin, vermittelte. Aber ich verstand, was mir bei all den Büchern, die ich gelesen hatte, so sehr gefehlt hatte: die praktische Umsetzung! Ohne Praxis verblasst die Theorie. Das kann ein mehr oder weniger langsamer Prozess sein, aber irgendwann kommt immer ein Punkt, an dem man sich wieder so fühlt wie vorher, bevor man das berühmte Buch gelesen hat, das angeblich das Leben verändert. Die Leere kehrt zurück und fühlt sich sogar noch größer an, wegen der Enttäuschung, sich im Kreis gedreht zu haben und wieder am Ausgangspunkt zu stehen.

Deshalb ist dieses Buch ein Praxisbuch, und ich kann Ihnen nur eine einzige Empfehlung geben: Lesen Sie es nicht, leben Sie es!

WER VON JIN SHIN JYUTSU PROFITIERT

Am liebsten würde ich nur »alle« schreiben und zum nächsten Punkt übergehen. Dennoch richtet sich mein Wissen besonders an

- Menschen, die sich nach einer positiven Veränderung sehnen: Jin Shin Jyutsu ist sanft, geht aber in die Tiefe, und das zeigt sich schnell auf der Gesundheits- und Gefühlsebene, in der Beziehung zu sich selbst und zu anderen.
- Menschen, die eine chronische oder akute Krankheit haben: Jin Shin Jyutsu wirkt an der Wurzel des Übels. Im Gegensatz zur typischen Behandlungsweise adressiert es immer die Ursache, damit sich die Symptome auflösen, und nicht umgekehrt. Dadurch wird vermieden, dass eine Krankheit, deren Symptome wir oft nicht mehr sehen, die aber in uns aktiv ist, unerkannt bleibt.
- Neugierige, die noch nie zuvor von Jin Shin Jyutsu gehört haben und nun erfahren wollen, worum es geht: Sie werden nicht enttäuscht sein, da sie als Bonus auch noch sich selbst entdecken werden.
- Alle, die gerne einen Rahmen haben, der sie stützt.
- Menschen, die Flexibilität mögen: Dieses Buch bietet viele Vorschläge, die Sie selbst in Ihrem Tempo umsetzen können.
- Menschen, die nicht wissen, wo sie mit Jin Shin Jyutsu beginnen sollen.
- Menschen, die bereits mit Jin Shin Jyutsu vertraut sind und sich nach einem Hilfsmittel sehnen, um ihre Praxis im Alltag zu verankern (ja, meine lieben Schüler*innen, ich habe dieses Buch wirklich mit Blick auf euch geschrieben).
- Menschen jeden Alters und jeder körperlichen Verfassung: Es gibt keine Risiken oder Kontraindikationen, Jin Shin Jyutsu an sich selbst zu praktizieren (und auch nicht, eine professionelle Sitzung in Anspruch zu nehmen). Ob Sie also jung oder alt, gebrechlich, krank oder fit, schwanger sind oder stillen, Jin Shin Jyutsu ist für Sie geeignet. Sie können sogar Ihren Kindern zeigen, wie man es praktiziert. Es ist absolut ungefährlich und vor allem eine Praxis, in der man viel teilt, lacht und entdeckt. Kinder sind offen und daher sehr empfänglich für Jin Shin Jyutsu.

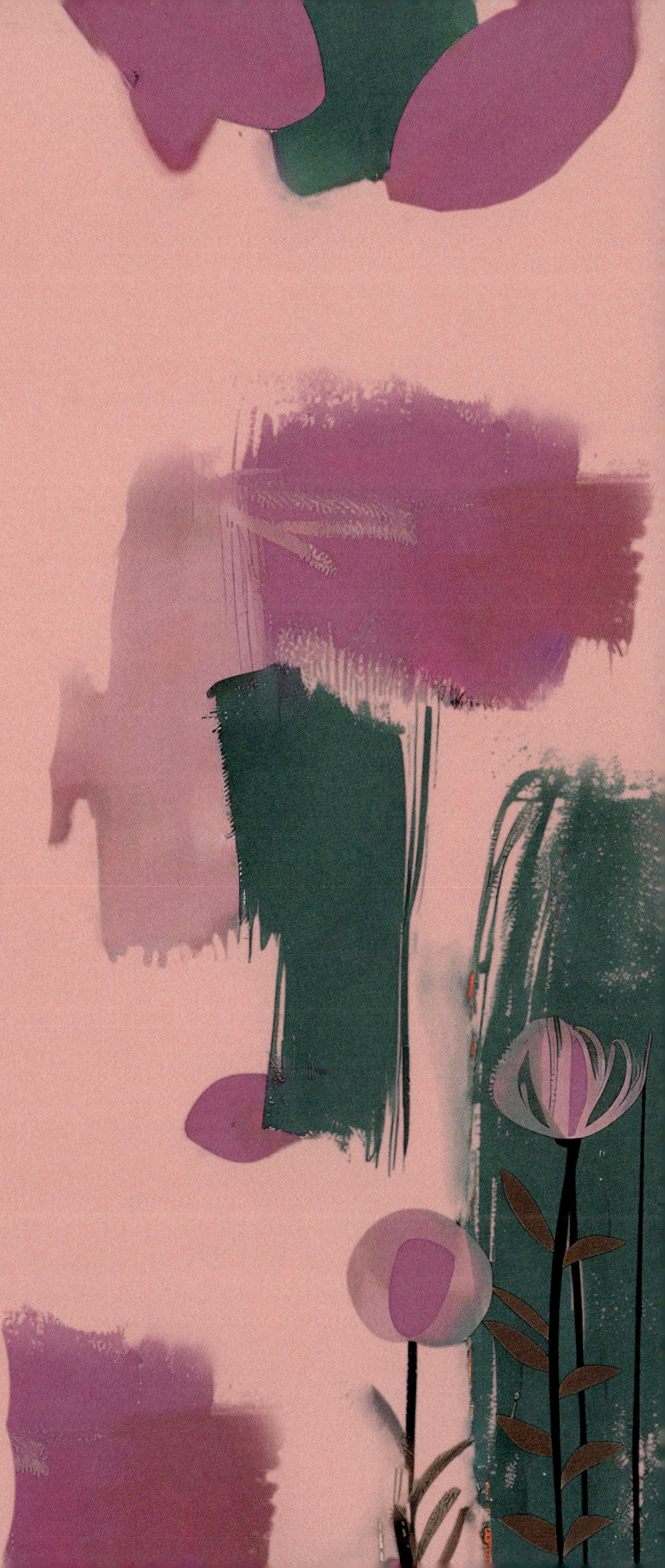

KAPITEL 2

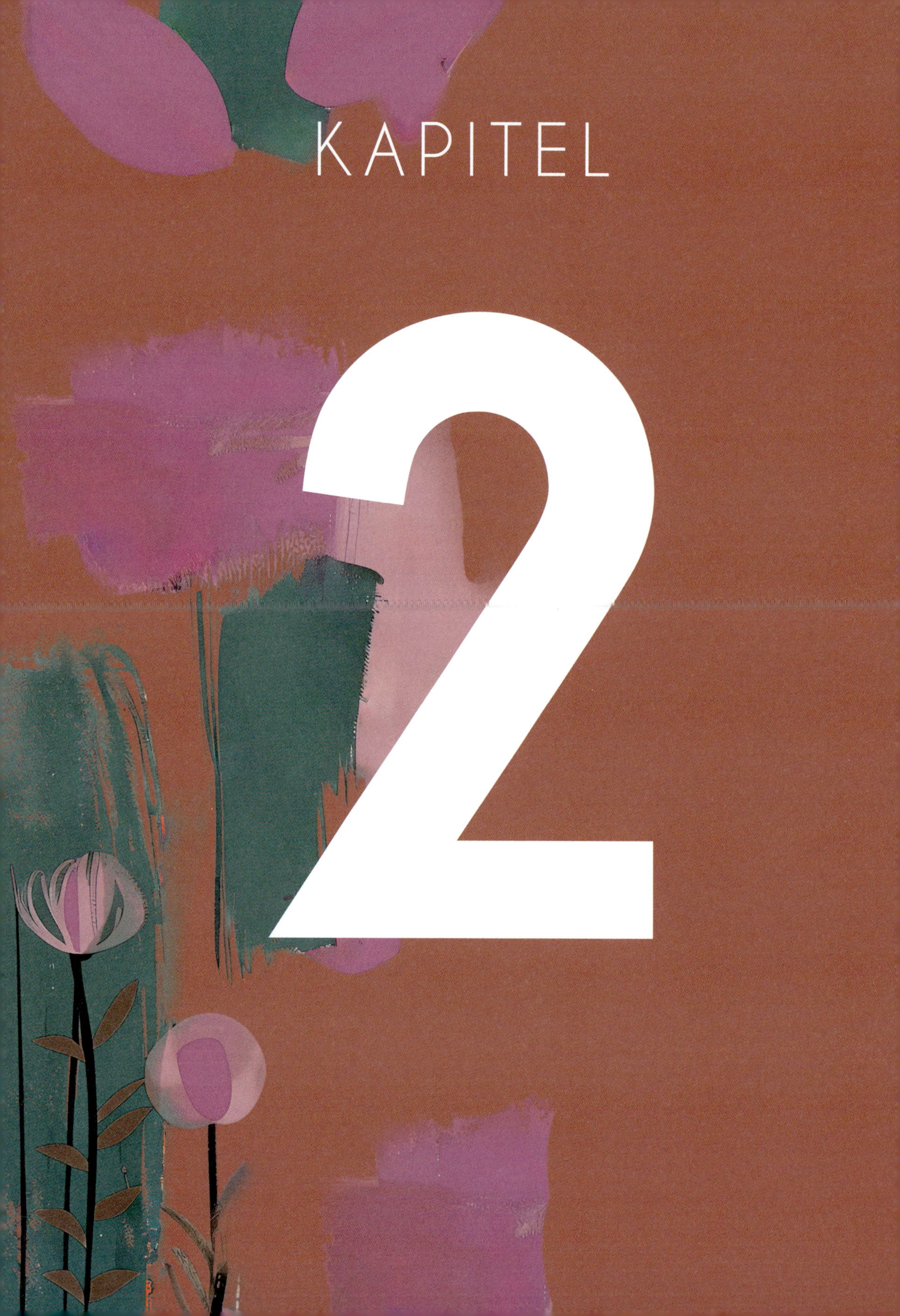

Jin Shin Jyutsu

DIE GRUNDLAGEN DES JIN SHIN JYUTSU

Das Grundprinzip von Jin Shin Jyutsu liegt in der Harmonisierung der universellen Lebensenergie, die uns durchdringt und belebt. Sie kennen sie vielleicht als *Qi* oder *Chi* in der Traditionellen Chinesischen Medizin oder als *Prana* im Ayurveda, und genau darum geht es bei Jin Shin Jyutsu, das ebenfalls zur traditionellen östlichen Medizin gehört. Vereinfacht könnte man sogar sagen, dass es die japanische Cousine der Akupunktur ist, ohne jedoch genau zu wissen, welche die Ältere ist. Wenn Ihnen das Konzept der Lebensenergie nicht geläufig ist, können Sie eine Parallele zum Begriff der »Macht« ziehen, den George Lucas in seiner *Star-Wars*-Saga eingeführt hat.

Diese universelle Energie fließt über klar definierte physiologische Muster in uns, kann aber durch unseren Lebensstil durcheinandergebracht werden. Jin Shin Jyutsu ist die Kunst, den Fluss unserer Lebensenergie zu harmonisieren, indem wir einfach unsere Hände auf bestimmte Energiebereiche des Körpers legen. Sie werden »Sicherheitsenergieschlösser« genannt und sind vergleichbar mit Akupunkturpunkten oder Chakren. Keine Angst, mehr darüber werden Sie später noch erfahren.

Auch wenn in der Behandlung die Meridiane genutzt werden, hat Jin Shin Jyutsu eigene Merkmale, die es sowohl von der Akupunktur als auch von den anderen bekannten japanischen Praktiken wie Shiatsu, Reiki oder Do-In abgrenzen. Beim Jin Shin Jyutsu werden nämlich nur die Hände auf den Körper gelegt:

- ohne Nadeln,
- ohne Aufstützen,
- ohne Massage,
- ohne Schmerzen,
- ohne jedes Risiko von schädlichen Nebenwirkungen, sodass es für alle Altersklassen geeignet ist, unabhängig davon, ob eine Krankheit vorliegt oder wie schwer die Erkrankung ist.

DIE GESUNDHEITLICHEN VORTEILE DES JIN SHIN JYUTSU

Ob es um Verdauung geht, Schlaf, Darmtätigkeit, chronische oder vorübergehende Müdigkeit, Haut, Hormonhaushalt, Harnwege, Geschlechtsorgane, Ischias-, Rücken-, Kreuz- und Schulterschmerzen oder auch Asthma, Sinusitis, Rheuma, Fibromyalgie – Jin Shin Jyutsu ist eine wirkungsvolle Methode, um uns in unserem Alltag von körperlichen Beschwerden zu befreien, aber nicht nur das!

In meiner Praxis ist Stress der häufigste Grund, warum Menschen eine individuelle Jin-Shin-Jyutsu-Sitzung aufsuchen. Jin Shin Jyutsu hat nämlich eine äußerst positive Wirkung auf die Psyche und die Emotionen und eignet sich daher besonders gut bei Grübeleien, Burnout und sogar während Depressionen. Ich arbeite übrigens mit mehreren Psycholog*innen zusammen, die ihre Patient*innen zu mir schicken, um sie während ihrer Therapie zu unterstützen und an der Blockade ihrer Psyche zu arbeiten.

Ein überraschender zusätzlicher Nutzen von Jin Shin Jyutsu besteht darin, dass die Fruchtbarkeit verbessert werden kann. Darum bin ich auch beim Fertility Club gelistet (danke!). Tatsächlich kommen viele Frauen aus diesem Grund zu mir, und auch später während der Schwangerschaft, um Beschwerden zu lindern und das Wachstum ihres ungeborenen Babys zu unterstützen.

Aber auch für Menschen, die sich einer Chemotherapie unterziehen müssen, ist Jin Shin Jyutsu eine hervorragende Unterstützung, da unerwünschte Nebenwirkungen wie Müdigkeit, Übelkeit, Magen-Darm-Beschwerden sowie die schädlichen Auswirkungen auf Haut und Stimmung deutlich gemildert werden können.

Der Anwendungsbereich von Jin Shin Jyutsu ist also sehr breit gefächert. Dieses Buch geht zwar nicht auf alle existierenden Krankheitsbilder ein, berücksichtigt aber dennoch alle, denn was auch immer Sie im Jin Shin Jyutsu harmonisieren, es wird sich positiv auf Ihre Gesundheit auswirken, und zwar auf allen Ebenen.

Ein Ansatz für alle, der die klassische Schulmedizin jedoch nicht ersetzt

Jin Shin Jyutsu kann, wie ich bereits erwähnt habe, von jeder Person jeden Alters, jeder körperlichen Verfassung und in jeder Lebensphase angewendet werden, ganz gleich, ob es sich um Wachstum, Krankheit, Alter, Schwangerschaft oder Gebrechlichkeit handelt. Es ist jedoch wichtig zu betonen, dass Jin Shin Jyutsu keinesfalls Ihre medizinischen Behandlungen und die gewohnte Pflege ersetzt.

WIE FUNKTIONIERT JIN SHIN JYUTSU?

Jin Shin Jyutsu funktioniert, indem die Hände auf bestimmte Bereiche des Körpers gelegt werden. Mary Burmeister (über sie erzähle ich später noch mehr – sie brachte das Jin Shin Jyutsu in den Westen) vergleicht die Hände sogar mit den Kabeln einer Autobatterie, die die Energie weiterleiten, die für den gesamten Betrieb erforderlich ist – genau wie unsere Hände die Lebensenergie durch unseren Körper verteilen. Sie spricht von der sogenannten Lebensbatterie, die die nötige Energiequelle für all unsere Körperfunktionen ist.

Um zu verstehen, wie Jin Shin Jyutsu wirkt, muss man sich bewusst machen, dass es sich an einen unsichtbaren, da atomaren und dennoch sehr wichtigen Teil von uns selbst richtet: unsere Energie. Diese Erläuterung stammt von Natacha Calestrémé in ihrem Buch *Der Schlüssel zu Ihrer Energie*, in dem sie die Worte von Dr. Bobola wiedergibt, der erklärt, dass jedes unserer Atome zu 0,0001 Prozent aus Materie (einem Kern und den Elektronen) und zu 99,9999 Prozent aus Leere bestehe. In dieser seien jedoch, gemäß der Quantenphysik, Energie und Informationen enthalten. Kurz gesagt, Jin Shin Jyutsu ist eine Quelle der Gesundheit, weil es den Kern jeder unserer Zellen, in dem die Informationen des Körpers codiert sind, harmonisiert.

Nichts geht über Erfahrung! Deshalb schlage ich Ihnen ein kleines praktisches Spiel vor. Ich lade Sie ein, dieses Buch kurz abzulegen und Ihre Hände zu reiben. Ja, Sie haben richtig gelesen! Reiben Sie Ihre Handflächen so schnell wie möglich aneinander, als ob Sie sie wärmen wollten, für mindestens 30 Sekunden.

Wenn Sie spüren, dass es »heiß« wird, lösen Sie langsam Ihre Handflächen voneinander und fühlen Sie nach, was passiert. Versuchen Sie nun, Ihre Handflächen langsam wieder zusammenzuführen: Spüren Sie den Widerstand, diesen unsichtbaren, aber sehr spürbaren Ball? Das ist Energie! Die Lebensenergie, die in uns allen fließt, die Lebensbatterie, die in Ihren Händen ist, um Sie zu regenerieren und gesund zu erhalten.

WAS IST JIN SHIN JYUTSU?

Jin Shin Jyutsu ist ein japanischer Name, übersetzt bedeutet *Jyutsu* »Kunst«, *Shin* heißt »Schöpfer« (oder Universum, Bewusstsein oder Liebe, kurz gesagt das, was Sie mit einer Form universeller Kraft verbindet) und *Jin* »Mensch« (mitfühlender Mensch). Es gibt übrigens im Deutschen keine einheitlich bekannte Aussprache von »Jin Shin Jyutsu«.

Getreu Mary Burmeisters Motto »Lassen Sie uns vereinfachen, vereinfachen, vereinfachen«, werde ich in diesem Buch Jin Shin Jyutsu oft einfach »Kunst« nennen.

Jirô Murai, der uns diese Lehre vermittelt hat, nannte sie lange Zeit »die Kunst des Glücklichseins und der Langlebigkeit«. Diese Bezeichnungen sind für meine persönliche Praxis sehr treffend, da das Jin Shin Jyutsu mein Leben positiv verändert hat.

Da Jin Shin Jyutsu auf vollständige Harmonie abzielt, bei der Geist, Körper, Verstand und Gefühle untrennbar miteinander verbunden sind, wird es auch Physio-Philosophie genannt, und weil es uns das ganze Leben lang begleitet, beschreibt Mary Burmeister es als die Kunst, sich selbst kennenzulernen, um sich selbst helfen zu können – ein schönes Konzept, nicht wahr?

Auch wenn es in Japan wiederentdeckt wurde, ist Jin Shin Jyutsu Teil des menschlichen Weltkulturerbes. Auf ägyptischen oder mesopotamischen Fresken aus dem Jahr 3500 vor Christus finden sich Körperhaltungen, die mit denen des Jin Shin Jyutsu identisch sind. Nicht zu vergessen die Darstellungen katholischer Heiliger und indischer Gottheiten, die mit ihren Fingern Mudras formen, wie sie auch im Jin Shin Jyutsu verwendet werden. Das ist nicht weiter verwunderlich, denn wir alle praktizieren es im Alltag oftmals intuitiv, wenn:

- wir eine Gedächtnislücke haben und unsere Hand automatisch an die Stirn führen, zum Sicherheitsenergieschloss 20 (Seite 34), welches das Gedächtnis unterstützt,
- wir uns vor dem Bildschirm müde fühlen und unsere Hände in den Nacken oder auf die Schultern legen, zu den Sicherheitsenergieschlössern 12 und 11 (Seite 35), die uns helfen, loszulassen und unseren Verstand zu sortieren, um weiterzukommen,
- wir nach einem Lauf oder einer langen Wanderung Kraft schöpfen, indem wir die Hände auf die Hüften legen und die Finger zu den Lendenwirbeln drehen, genau auf der Höhe des Sicherheitsenergieschlosses 2 (Seite 35), das dafür da ist, Energie zu spenden.

Mary Burmeister sagte über das Jin Shin Jyutsu, dass es eine einfache Lebenskunst sei, die in jedem Menschen gewissermaßen eingebaut ist, keine Technik. Eine Kunst erfordere viel Verständnis und sei schöpferisch, also einfach, eine Technik hingegen verlange große Anstrengungen, um sich etwas einzuprägen. Sie beschrieb sie als nachahmend, begrenzt und wettbewerbsorientiert, also komplex.

Es handelt sich bei Jin Shin Jyutsu also um eine angeborene Kunst, die ihre Facetten und Farben von Person zu Person unterschiedlich zum Ausdruck bringt, je nach den punktuellen Bedürfnissen und der Sensibilität des einzelnen Menschen.

Jin Shin Jyutsu ist eine kraftvolle und ungefährliche ganzheitliche Medizin, die sich auf einfache, natürliche und nachhaltige Weise um unsere Gesundheit kümmert – und das alles zu 100 Prozent nach Maß!

DIE GESCHICHTE DES JIN SHIN JYUTSU

Machen Sie es sich bequem, denn ich werde Ihnen nun die fabelhafte Geschichte des Jin Shin Jyutsu erzählen. Ich sage »fabelhaft«, weil diese Geschichte so schön ist, dass man sie als Gutenachtgeschichte erzählen könnte …

Wie alle großen Geschichten hat sie ihre Wurzeln in längst vergangener Zeit, in einem fernen und geheimnisvollen Land. Sie handelt von einem »nicht geheimen Geheimnis«, von Stärke und Schwäche, von Großzügigkeit und Energie. Alles beginnt also in Asien, in uralten Zeiten, vor der Geburt Buddhas vor über 2500 Jahren! In der Zeit, von der ich Ihnen hier erzähle, wurde Jin Shin Jyutsu mündlich von Generation zu Generation weitergegeben, und das sollte noch Hunderte Jahre so fortgeführt werden. Und gerade weil es keine schriftlichen Anweisungen gab, wäre es beinahe nie zu uns gelangt. Doch dann wurde es von einem gewissen Jirô Murai auf erstaunliche Weise wiederentdeckt …

Jirô Murai wurde 1886 in Japan geboren; er war der Sohn eines Arztes. Da er jedoch nicht der Älteste unter seinen Geschwistern war, musste er nicht selbst Arzt werden und konnte daher das Leben führen, das ihm gefiel. Leider wurde er im Alter von nur 26 Jahren durch seine Essgewohnheiten schwer krank. Weder sein Vater noch sein Bruder, beide Ärzte, konnten ihn heilen. Jirôs Tage waren gezählt. Als sich sein Gesundheitszustand verschlechterte, bat Jirô seine Familie, ihn seine letzten Tage allein in einer abgelegenen Hütte im Wald verbringen zu lassen. Er bat sie, ihn beziehungsweise seine sterblichen Überreste nach sieben Tagen abzuholen. Diese eine Woche im Jahr 1912 – was ist schon eine Woche in einem Leben? – sollte jedoch das Leben von Jirô Murai und das Leben Tausender anderer Menschen auf den Kopf stellen.

In dieser Woche der Einsamkeit widmete sich Jirô dem Fasten, dem *Zazen* (einer Zen-Meditation) und den kraftvollen *Mudras* (den Fingerbewegungen aus der östlichen Medizin, die auf den Seiten 157 bis 165 genauer beschrieben werden). Er verlor mehrmals das Bewusstsein und erlebte eine durchdringende Kälte von frostähnlicher Intensität. Doch nach sieben Tagen spürte er, wie ihn eine große Wärme durchströmte und seine Kräfte zurückkehrten. Da wusste er, dass er geheilt war. Und während er eine Woche zuvor nicht mehr zur Hütte hatte laufen können, fand seine Familie, als sie seinen Leichnam abholen wollte, stattdessen einen stehenden Mann vor.

Diese Geschichte ist schon fabelhaft, aber es geht noch weiter! Das Erlebnis sollte Jirô Murai für den Rest seines Lebens prägen. Er wünschte sich nichts sehnlicher, als zu verstehen, wie er geheilt worden war und wie er andere auf der Grundlage dieser unglaublichen Erfahrung heilen konnte.

Er verbrachte also Tage damit, das Fasten, die Meditation und die Mudras zu praktizieren, die ihn geheilt hatten, und studierte gleichzeitig die alten Bücher in der großen Bibliothek seiner Region, wo er auf die Spuren des Jin Shin Jyutsu stieß. Parallel dazu studierte er alle Bücher über Medizin, Anatomie, Philosophie und Astrologie, zu denen er Zugang hatte. Dieses geballte Wissen in Verbindung mit seiner täglichen Praxis ermöglichte es ihm, die Komplexität und Vollständigkeit des Menschen zu lernen, und er fühlte sich bereit, die »Kunst der Langlebigkeit« an anderen Menschen zu praktizieren.

Schwierigkeiten, Klient*innen zu finden, hatte Meister Murai nicht. Je nachdem, welche Themen oder Behandlungsmethoden er gerade vertiefen wollte, hängte er im öffentlichen Park in der Nähe seines Hauses ein Schild auf: »Heute biete ich Kniebehandlungen an. Interessierte sind herzlich eingeladen, vorbeizukommen.« So fand Jirô nach und nach seine treue Kundschaft und half allen Menschen gleichermaßen, sowohl Obdachlosen als auch Mitgliedern der kaiserlichen Familie, mit seiner »Kunst des Glücklichseins«.

Das könnte doch wirklich ein schönes Ende für diese Geschichte sein, oder? Ein verlorener Mann, der vom Todgeweihten zum Überlebenden wird und der dann sein Leben dem Helfen anderer widmet – von arm bis reich –, durch eine wiedergefundene uralte Medizin. Ein großartiges Ende, zweifellos ... aber was sollte aus dem Jin Shin Jyutsu nach Jirô Murai werden? All seine Stunden der Forschung, der Praxis, des Nachdenkens – wozu sollten sie führen?

Jirô Murais Ziel war es, nicht nur seinen Zeitgenossen zu helfen, sondern auch die Fehler der Vergangenheit zu vermeiden, die beinahe zum Untergang des Jin Shin Jyutsu geführt hatten. Sobald es ihm möglich war, begann Meister Murai damit, zehn Praktizierende auszubilden. Der Unterricht war gründlich und intensiv. Er verband Theorie und Praxis und ging über mehrere Jahre. So war die Kontinuität des Jin Shin Jyutsu in Japan gewährleistet.

Aber auch die westlichen Kulturen brauchten diese Heilkunst! Wie kam sie also zu uns? Ende der 1940er-Jahre klopfte eine junge Frau an Jirôs Tür, als er gerade eine Jin-Shin-Jyutsu-Sitzung bei sich zu Hause abhielt. Sie kam aus den USA und war auf der Durchreise in Japan, um Englischunterricht zu geben. Mary, ja, es war wirklich Mary, die damals noch Lino hieß, aber bald Mary Burmeister werden sollte.

Diese lebhafte, fröhliche und geistreiche junge Frau sollte den Lauf der Geschichte des Jin Shin Jyutsu auf den Kopf stellen, und hier beginnt meine Lieblingsstelle in der Erzählung, da ihre Großzügigkeit die ganze Geschichte zum Glitzern bringt! Jirô Murai wurde Mary vorgestellt, und nachdem sie nur wenige höfliche Worte gewechselt hatten, fragte er sie, ob sie bei ihm nicht etwas lernen wolle, das sie als Geschenk aus Japan in die USA mitnehmen könne. Mary hatte ebenfalls einen Anflug von Großzügigkeit und schenkte ihm mit einem beherzten »Ja!« ihr ganzes Vertrauen. Ursprünglich wollte sie nur ein paar Monate in Japan bleiben, sie blieb aber sieben Jahre lang und studierte an der Seite von Meister Murai. Nach ihrer Rückkehr blieben sie in Briefkontakt.

Mary brachte also Anfang der 1950er-Jahre das Jin Shin Jyutsu als Geschenk mit in die USA. Wie Jirô Murai vor ihr praktizierte sie die Kunst der Harmonisierung jahrelang an sich selbst, bevor sie ihren ersten Schüler ausbildete. Möchten Sie auch die Geschichte dieses Schülers erfahren?

Ist es Ihnen schon einmal passiert, dass Sie festgestellt haben, dass Sie eine Seite in Ihrem Leben umblättern und sich schließlich dafür öffnen, eines der Schlüsselkapitel zu schreiben? So oder so ähnlich ist es Mary Burmeister ergangen, als sie umziehen und alle ihre Stammklient*innen zurücklassen musste ...

Einer von Marys Klienten, der unter starken Rückenschmerzen litt, dachte sich, dass er ohne sie wohl wieder zu seinem früheren Chiropraktiker zurückkehren müsste, was er auch tat, nachdem Mary weg war. Als der besagte Chiropraktiker von der rasanten Verbesserung der Rückengesundheit seines ehemaligen Patienten erfuhr, rief er Mary sofort an und bat sie, ihn als Schüler aufzunehmen. So kam es, dass Mary seither zahlreiche Praktiker*innen ausbildete, die wiederum zahlreiche Schüler*innen auf der ganzen Welt ausbildeten. Mary Burmeister hinterließ uns insgesamt sechs Bücher, darunter eines speziell für Kinder. Diese Bücher wurden inzwischen in ein Dutzend Sprachen übersetzt und bilden die Grundlage für das Erlernen von Jin Shin Jyutsu.

Dank Mary ist Jin Shin Jyutsu in das Leben von Tausenden von Menschen eingetreten, um sie dabei zu unterstützen, sich selbst besser kennenzulernen und helfen zu können und sich zu lieben – um die Harmonie wiederzufinden, die sie im Wesentlichen sind.

MARY BURMEISTER

Diese Frau ist so inspirierend, so ungewöhnlich, dass ihre Stimme für mich wesentlich für Ihr intimes Verständnis von Jin Shin Jyutsu ist. Daher habe ich mich dafür entschieden, in diesem Buch jeden Tag der Praxis mit den Worten von Mary Burmeister einzuleiten: Ich hoffe, dass Sie dadurch noch mehr Freude bei der Entdeckung haben.

JIN SHIN JYUTSU HEUTE UND IN ZUKUNFT

Derzeit gibt es weltweit Hunderte von Jin-Shin-Jyutsu-Praktiker*innen. In den USA wird es in Krebsstationen eingesetzt, um die Nebenwirkungen von Chemo- und Strahlentherapien zu lindern und die Rekonvaleszenz der Patient*innen zu beschleunigen. In Europa ist die Methode vor allem in Deutschland seit Jahren weit verbreitet. Auch in Asien und Brasilien wird sie vielfach praktiziert. In anderen Ländern wie in Frankreich ist Jin Shin Jyutsu leider noch relativ unbekannt. Ich hoffe, dass ich mit diesem Buch einen kleinen Beitrag dazu leisten kann, seine Einfachheit und Schönheit für alle zugänglich zu machen.

Jin Shin Jyutsu ist die Geschichte des Lebens, eine Einladung, sich selbst in seiner Universalität zu entdecken. Sind Sie bereit, die Fortsetzung der Geschichte zu schreiben?

DIE SCHLÜSSELELEMENTE

Die Atmung

Wie bei zahlreichen Gesundheits- und Wellnesspraktiken ist die bewusste Atmung auch im Jin Shin Jyutsu von zentraler Bedeutung. Die Jin-Shin-Jyutsu-Praxis kann daher sehr meditativ sein, wenn wir sie achtsam mit Bewusstsein für unsere Atmung begleiten möchten.

Im Jin Shin Jyutsu wird die sogenannte »ovale« Atmung praktiziert, die an der Vorderseite des Körpers entlang vom Scheitel bis zu den Zehen hinuntergeht und an der Rückseite des Körpers von unter den Zehen bis zum Scheitel wieder hinaufsteigt, um einen neuen Zyklus zu beginnen.

Wir beginnen unsere Praxis immer mit einer Ausatmung, die reinigt. Sie schafft Platz für eine neue Einatmung, die uns ihrerseits erneuert. Ich vergleiche dieses Ausatmen zu Beginn oft mit dem kleinen Aufräumen, das man macht, bevor man Freunde empfängt, oder wenn man den Wohnzimmertisch zur Seite schiebt, um die Yogamatte auszubreiten: Das Gute, das Wohlbefinden, die Gesundheit braucht Platz, und dafür steht dieses erste Ausatmen zu Beginn.

Mary Burmeister sagte über das Atmen, sie atme allen Schmutz, Staub und Dreck aus, und wenn sie einatme, empfange sie die ganze Fülle der Energie. Bei etwa 22 000 Atemzügen pro Tag hat jeder Mensch 22 000 Chancen auf Harmonisierung und Gleichgewicht – schwindelerregend, nicht wahr?

Die Hände

Wie Sie bereits beim Reiben der Hände gemerkt haben, sind Ihre Hände übervoll mit Lebensenergie, die ständig im Fluss ist. Es ist also die Anwendung dieser beweglichen Energie über Ihre Hände, die alle anderen Energien wieder in Bewegung bringt, insbesondere die Energie Ihrer Sicherheitsenergieschlösser. Harmonie ruft Harmonie hervor, und wenn die Sicherheitsenergieschlösser geöffnet sind, kann die Energie in vollem Umfang fließen und Ihre Gesundheit mühelos aufrechterhalten.

TIPP

Ihre Füße eignen sich genauso gut als Energieleiter, aber sie zu berühren ist im Allgemeinen etwas weniger beliebt. Während meiner Fortbildungen bringe ich meinen Schüler*innen jedoch immer bei, wie sie ihre Füße benutzen können, um zu den Sicherheitsenergieschlössern in ihren unteren Gliedmaßen zu gelangen – ein praktischer Quick Fix, den ich Ihnen auch in diesem Buch zeigen werde.

Die Sicherheitsenergieschlösser

Es ist vielleicht nicht gleich ersichtlich, da es sehr intuitiv wirkt, aber im Jin Shin Jyutsu legt man die Hände nicht wahllos auf. Wir legen sie auf eine der 26 Stellen des Körpers, an denen sich die Energie konzentriert. Sie werden als Sicherheitsenergieschlösser (SES) bezeichnet und sind in symmetrischen Paaren auf der linken und rechten Körperseite angeordnet, sodass wir insgesamt 52 Sicherheitsenergieschlösser haben (ohne die Varianten, die habe ich nicht mitgezählt!). Eine Übersicht finden Sie auf den Seiten 34 und 35.

Man kann sich unsere Sicherheitsenergieschlösser wie Kugeln vorstellen: Sie sind dreidimensional und so groß wie eine Handfläche. Um es ganz bildlich zu machen, können wir sagen, dass wir als Erwachsene 52 energiegeladene Tennisbälle in uns tragen, die nur darauf warten, uns gesund zu halten!

Mary Burmeister nannte die Sicherheitsenergieschlösser unsere Freunde, weil sie uns so gut führen und helfen können. Warum ist das so? Wenn das Leben unsere Energie in eine falsche Richtung drängt, verschließen sich unsere SES, um uns darauf aufmerksam zu machen, dass etwas in uns nicht in Ordnung ist. Dank dieses Signals können wir unser Verhalten anpassen, um unser Gleichgewicht wiederherzustellen. Tatsächlich fordern uns die SES auf diese Weise dazu auf, unseren Lebensstil (neu) zu gestalten, um uns davor zu bewahren, dass sich die Beschwerden auf den Rest unseres gesamten physischen und psychischen Wesens verteilen.

Wenn diese Alarmglocke jedoch nicht gehört wird und ein Schloss zu lange verriegelt bleibt, entsteht ein Ungleichgewicht, das sich zu einem körperlichen, emotionalen oder mentalen Symptom entwickeln kann. Das ist heutzutage leider oft der Fall, in einer Gesellschaft, in der immer noch zu oft gilt: »Du zierst dich zu oft, mach es doch wie alle anderen auch.« Das ist schade und sogar schädlich. Denn genauso wenig, wie wir Schuhe der Größe 36 tragen können, wenn wir eigentlich Schuhgröße 38 haben, können wir unser Leben damit verbringen, uns nach dem Rhythmus der anderen zu richten. Und wenn wir das tun, können unsere Sicherheitsenergieschlösser jahrelang geduldig darauf warten, dass wir etwas tun, um ihnen (und uns!) zu helfen, und verriegelt bleiben. Fließt die Energie nicht richtig, und zwar über einen längeren Zeitraum, führt das zu Mängeln und den damit einhergehenden Erkrankungen.

Zum besseren Verständnis lassen Sie uns unsere Energie als Fluss visualisieren und uns vorstellen, dass sich in diesem Fluss Laub ansammelt. Wenn es nur ein paar Blätter sind, werden sie von der Strömung sorglos weggespült. Nehmen wir nun aber an, dass die Strömung etwa aufgrund einer Dürre schwächer ist (für uns Menschen wäre das ein Erschöpfungsschub, zum Beispiel durch belastende Ereignisse), dann sind die Blätter schwerer abzutransportieren. Sie stapeln sich und blockieren den Fluss, und so kann auch ein Sicherheitsenergieschloss versperrt sein.

Diese Blockade verringert die Fließgeschwindigkeit des Flusses noch weiter, und außerdem wird er dadurch umgeleitet, was ihn noch weiter ausdünnt. Verstehen Sie, worauf ich hinauswill? Wenn unser Energiefluss verlangsamt und umgeleitet wird, führt das zwangsläufig zu Beschwerden beziehungsweise physiologischen wie emotionalen Symptomen. Die Rolle des Jin Shin Jyutsu ist die eines Försters, der sich um den Fluss kümmert, indem er liebevoll darauf achtet, dass er immer optimal fließt. So kann unsere Lebensenergie (wieder) frei fließen und stark genug sein, um künftigen Ärger zu vermeiden.

Kurz gesagt: Wenn die Sicherheitsenergieschlösser harmonisch und gut geöffnet sind, erhält und verbessert sich die Gesundheit ganz von selbst, ohne mühevolle Anstrengung, und appelliert an die natürliche, innere Regenerationskraft und Selbstheilungsfähigkeit des Körpers.

Das Strömen

Im Jin Shin Jyutsu wird das Wort »Strömen« verwendet, um den Fluss der Lebensenergie zu beschreiben, der durch unser gesamtes Wesen fließt. Mary Burmeister sagte, dass solange man im Fluss ist (durch perfekte Zirkulation), Harmonie herrscht – ohne Einschränkungen, ohne Hindernisse, ohne Quellen von Unordnung.

Im weiteren Sinn wird »Strömen« auch verwendet, um den Weg der Lebensenergie von Punkt A nach Punkt B oder durch mehrere Sicherheitsenergieschlösser hindurch zu bezeichnen. So wie wir es bei der Übung mit den Händen gespürt haben. Hier steht »Strömen« für das, was das Wort »Meridian« in der Traditionellen Chinesischen Medizin bezeichnet.

Um dieses Konzept der Energieflüsse zu verstehen, schlage ich Ihnen eine kleine Analogie mit einer geografischen Karte vor. Es gibt viele Arten von Karten: Reliefkarten, Straßenkarten und viele weitere. Wir Menschen sind eine Kombination aus mehreren Karten:

- Ihr Körper ist eine topografische Karte, die alles beschreibt, was mit bloßem Auge an Ihnen sichtbar ist: Berge, Wälder, Flüsse, Gebäude sind dann beispielsweise unsere Kurven und Vertiefungen, die Haltung unserer Arme und Beine, unsere Haut, unsere Haare und unsere Ausrichtung.
- Ihre Energie ist eine Karte der Meeres- und Landströmungen (Winde): eine magische Karte, die das Unsichtbare sichtbar macht! Auf dieser Karte sehen Sie also sowohl die Strömungen der Oberfläche als auch der Tiefe (im Jin Shin Jyutsu haben wir dieselbe Terminologie für Energie) sowie die gegenseitige Abhängigkeit aller Strömungen untereinander.

Diese geografische Sicht des Menschen zeigt uns etwas Wesentliches: Wir sind ein Mikrokosmos unserer Umwelt, ein Fraktal unseres schönen Planeten (im Ritual 10 auf Seite 105 werden Sie noch mehr darüber erfahren).

Zugegeben, statt um den Golfstrom geht es beim Jin Shin Jyutsu um das Strömen der Energiefunktion der Organe, zum Beispiel um das Strömen der Milz oder der Lunge. Oder um das Strömen eines unserer Sicherheitsenergieschlösser, die Idee ist jedoch, dass die Karte der Energieflüsse die Karte des Körpers beeinflusst und umgekehrt: Das Unsichtbare interagiert ständig mit dem Sichtbaren.

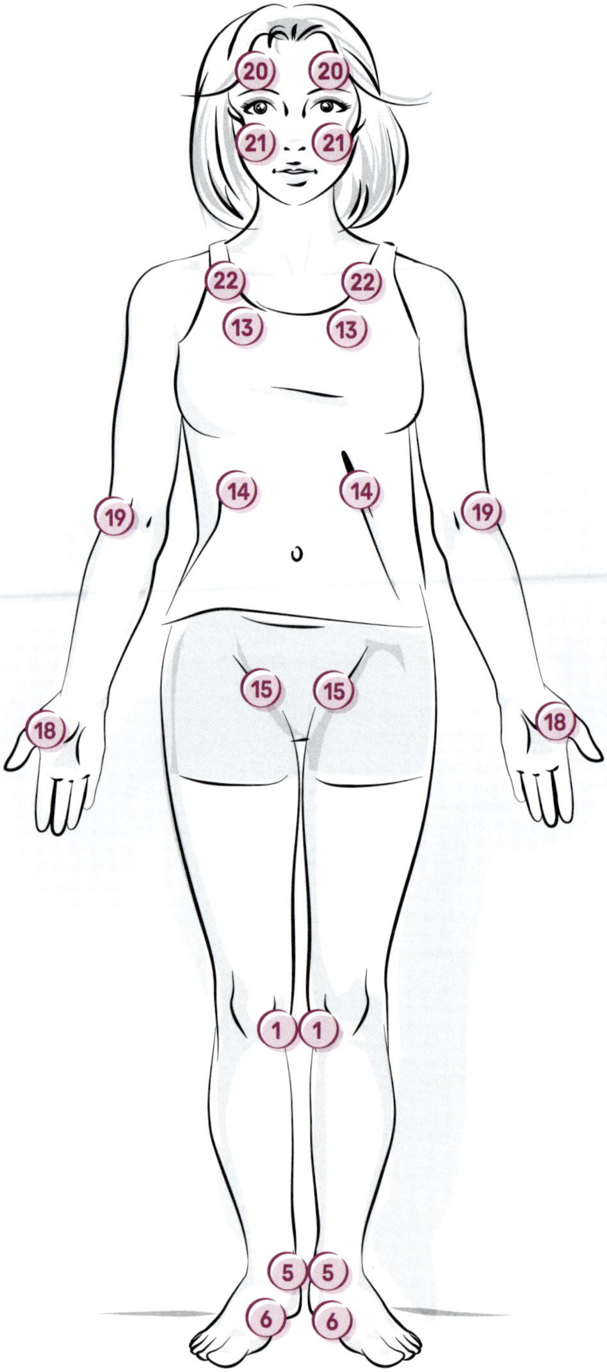

Die Lage der 26 Sicherheitsenergieschlösser im Körper

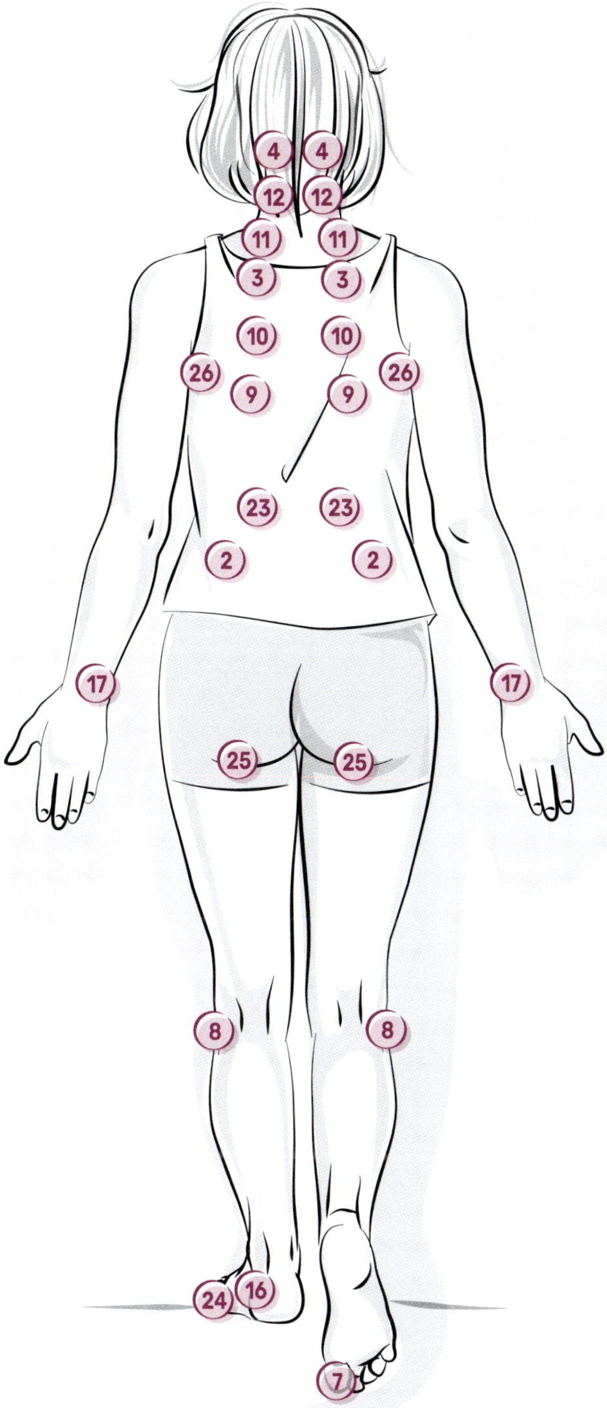
4
4
12
12
11
11
3
3
10
10
26
9
9
26
23
23
2
2
17
17
25
25
8
8
24
16
7

KAPITEL 3

Die Basics

GUT VORBEREITET IN DIE PRAXIS

Lesen Sie jedes Ritual ganz durch, bevor Sie es durchführen. So finden Sie manchmal eine Variante, die Ihnen besser liegt. Wenn Sie Rituale auf mehrere Tage aufteilen oder 21 Tage lang nur das gleiche Ritual praktizieren wollen – tun Sie es, folgen Sie Ihrer inneren Stimme! Und das Wichtigste hierbei ist die Botschaft von Mary Burmeister, die besagt, dass es keine unantastbaren Regeln gibt. Sie können sich alles so zusammensetzen, wie es für Sie am besten passt.

Umgebung

Jin Shin Jyutsu ist die Kunst der Anstrengungslosigkeit. Was bedeutet das? Ihre Sitzung findet also dort statt, wo es für Sie bequem ist, denn Ihr Wohlbefinden steht an erster Stelle: im Liegen, Sitzen, Stehen, mit oder ohne Musik, während Sie fernsehen, in der U-Bahn oder als Beifahrer*in im Auto. Ist es paradox, »bequem« und »U-Bahn« in einem Atemzug zu nennen? Nicht wirklich. Es kann tatsächlich bequem sein, wenn Sie diese Zeit nutzen, anstatt sie zu Hause zwischen Haushalts- und Familienangelegenheiten zu suchen. Sie können während der Fahrt in sich selbst eintauchen, wie in eine Dekompressionsschleuse vor oder nach einem Arbeitstag, und sich vom Motorbrummen und den Gesprächen in den Schlaf wiegen lassen. Hier müssen Sie nicht auf die Zeit achten, da sie durch die Fahrt vorbestimmt ist.

TIPP

Während der Praxis sollten Sie sich so wohl fühlen, dass Sie theoretisch einschlafen könnten. Also Vorsicht, dass Sie Ihre Station nicht verpassen! In der Regel sollte das jedoch nicht passieren, da Sie in einen angenehmen Zustand des veränderten Bewusstseins versetzt werden, in dem Sie Ihre Umgebung genau wahrnehmen und gleichzeitig tief entspannt sind.

Atmung

Es folgen nun technische Details zur Atmung. Abgesehen davon, dass die Atmung an der Vorderseite des Körpers nach unten und an der Rückseite nach oben fließt, wird im Jin Shin Jyutsu empfohlen, durch die Nase einzuatmen und durch Nase oder Mund auszuatmen. Wenn Sie durch den Mund einatmen, wird der Luftstrom unterbrochen, bevor er Ihr Gehirn erreicht. Für eine vollständige Sauerstoffversorgung ist die nasale Einatmung also entscheidend, aber natürlich nicht zwingend: Ihr Wohlbefinden geht vor!

> **TIPP**
>
> Bewusstes Atmen bedeutet nicht, dass Sie kontrolliert atmen müssen. Sie sollen Ihre Atmung nicht verändern, sondern sie einfach begrüßen, beobachten und erkennen, dass sie existiert, dass sie Sie trägt und am Leben hält.

Körperhaltung

Im Gegensatz zur Meditation (etwa *Zazen*, das Jirô anfangs aus Tradition praktizierte) ist die Körperhaltung im Jin Shin Jyutsu frei. Ja, Sie dürfen sogar Ihre Beine übereinanderschlagen und müssen nicht kerzengerade sitzen! Die Energie folgt Ihnen, egal wie Ihre Haltung ist. Empfohlen wird jedoch:

- Lassen Sie die Schultern hängen.
- Öffnen Sie den Mund leicht, um den Kiefer zu entspannen.
- Neigen Sie Ihren Kopf dorthin, wo sein Gewicht ihn auf natürliche Weise hinzieht (nach vorn, hinten oder zur Seite).
- Legen Sie ein Kissen unter Ihren Kopf, Ihre Beine und sogar Ihre Arme, um wirklich in den Komfort der »Anstrengungslosigkeit« zu gelangen.
- Lassen Sie sich von der Schwerkraft tragen und versuchen Sie nicht, Ihre Muskeln anzuspannen, etwa um gerade zu bleiben.

> **TIPP**
>
> Achten Sie darauf, wie Babys oder Haustiere schlafen. Ihre manchmal komischen Positionen sind das beste Beispiel dafür, was mit »anstrengungslos« gemeint ist. Seien Sie einfach, wie sie sind!

RITUALISIERUNG

Wenn Sie möchten, können Sie die Zeit, in der Sie Jin Shin Jyutsu praktizieren, ritualisieren, indem Sie sich an einem ruhigen Ort niederlassen, mit einer angenehmen Hintergrundmusik (ich liebe es, Vogelgezwitscher im Hintergrund laufen zu lassen, wenn ich in der Stadt bin), einem Licht oder einer Kerze, die Ihnen gefällt, und einer Raumtemperatur, bei der Sie weder frieren noch schwitzen.

Das Wichtigste ist die Gewohnheit, das Ritual, der Rhythmus, der Platz, den Sie sich jeden Tag bei Ihren Jin-Shin-Jyutsu-Ritualen gönnen. Die Einführung eines Rituals kann Ihnen helfen, das Jin Shin Jyutsu leichter zu integrieren. Im Folgenden möchte ich Ihnen einige Tipps geben, wie Sie Ihre neuen Gewohnheiten leichter verankern können.

> **TIPP**
>
> Es gibt nur ein Motto im Jin Shin Jyutsu: Besser nicht perfekt als gar nicht! Täglich fünf Minuten zu praktizieren ist immer besser, als auf den perfekten Tag zu warten, der nie kommen wird und Sie in Ihrem Unwohlsein festhält, weil Sie nicht üben.

Regelmäßigkeit

Jin Shin Jyutsu täglich zu praktizieren ist ideal, um die Wirkung zu spüren, und das wird der Schlüssel zur Veränderung sein: Was sind schon 21 Tage in einem Leben? Sie haben nichts zu verlieren und alles zu gewinnen, also machen Sie sich auf den Weg!

Dauer

Die Zeit kümmert sich nicht darum, wie Sie sie nutzen. Sie läuft für alle gleich schnell ab, Tag für Tag. Es ist also allein Ihre Entscheidung, wie Sie sie nutzen. Jeden Tag verlangen wir von unserem Körper Höchstleistungen – er soll schnell reagieren, ohne zu meckern, also ohne dass er uns Schmerzen, Symptome oder Stress bereitet.

Dieses Buch hingegen gibt Ihnen die Zeit, Ihrem Körper zu begegnen, ihn zu entdecken, ihm zuzuhören und mit ihm zu kommunizieren. Sie können ohne Schuldgefühle wieder Freude daran haben, sich Zeit zu lassen und sich damit das wertvollste Geschenk im Leben zu machen. Keine Sorge, ich werde Ihnen nicht das Unmögliche abverlangen! Ich bin eine Mutter, die wie Sie vielleicht auch neben der Familie noch einen spannenden Job und Hobbys hat. Ich weiß also, dass Sie an manchen Tagen nur fünf oder zehn Minuten Zeit für Jin Shin Jyutsu haben, während Sie an anderen Tagen eine ganze Stunde damit verbringen, ohne es zu merken! Und das ist gut so!

Eine durchschnittliche tägliche Jin-Shin-Jyutsu-Praxis von 20 Minuten wäre vorteilhaft. Es gibt aber kein festgelegtes Zeitlimit, lassen Sie sich daher von Ihrem Gefühl leiten. Sie können eine bis drei Minuten in jeder Haltung bleiben, wenn ein Ritual über mehrere Schritte oder einige Atemzüge strukturiert ist. Wenn Sie nicht auf die Uhr schauen möchten, können Sie einfach einige volle Atemzüge für jede Haltung zählen: 9, 18, 27 oder idealerweise 36 Atemzüge, je nachdem, wie viel Zeit Sie haben. Warum 36? Weil diese Zahl im Jin Shin Jyutsu »vollständig« bedeutet, man weiß also, dass man in 36 Atemzügen den gesamten Prozess durchlaufen hat! Sara Harper, eine meiner genialen Jin-Shin-Jyutsu-Ausbilder*innen, verglich dies mit einem 360-Grad-Blickwinkel. Diese 36 Atemzüge ermöglichen uns ein tiefes Eintauchen in uns selbst, ohne dabei den Tagesplan durcheinanderzubringen, da es nur etwa drei bis acht Minuten unseres Tages sind. Aber warum dauern 36 Atemzüge so lange, werden Sie fragen. Ganz einfach, weil sich Ihre Atmung während der Übung sicherlich verlangsamen wird. Ein vollständiger Atemzyklus (Ausatmung – Einatmung) zu Beginn der Sitzung wird deutlich kürzer sein als der letzte. Und wenn Sie durch den Mund ausatmen, werden Ihre Ausatmungen wahrscheinlich noch länger dauern als durch die Nase.

Sie sollten folgendermaßen vorgehen: Im Jin Shin Jyutsu beginnt man, wie bereits erwähnt, eine Sitzung immer mit einer Ausatmung: Man fängt damit an, Platz zu schaffen, in sich aufzuräumen. Sie zählen »1« beim Ausatmen, bleiben beim Einatmen still, zählen »2« bei der nächsten Ausatmung, bleiben beim Einatmen wieder still und so weiter. Also »1« (Ausatmen – Einatmen), »2« (Ausatmen – Einatmen), »3« (Ausatmen – Einatmen) ...

Hier ein paar Varianten, die Sie ausprobieren können (Ihnen fallen sicher noch weitere ein):

- Sagen Sie »1« beim Ausatmen, »und« bei der Einatmung, »2« beim Ausatmen, »und« bei der Einatmung. Setzen Sie die Reihe fort. Das ergibt einen langen Flow der Art: »1 ... und ... 2 ... und ... 3 ... und ... 4 ... und ...«
- Sagen Sie »1« beim Ausatmen wie beim Einatmen: »1« (ich atme aus), »1« (ich atme ein), »2« (ich atme aus), »2« (ich atme ein). Also: »1 – 1, 2 – 2, 3 – 3, 4 – 4«.

Das ist wirklich sehr angenehm, denn so

- können Sie sich auf sich selbst ausrichten und nicht auf eine äußere Zeit,
- werden Sie nicht vom mehr oder weniger angenehmen Alarmton Ihres Smartphones herausgerissen,
- müssen Sie Ihren Geist nicht leeren, da er bereits mit dem Zählen beschäftigt ist,
- können Sie mühelos spüren, was sich unter Ihren Fingern, in Ihrem Körper und in Ihrem Geist abspielt, ohne dass Sie befürchten müssen, von einem Alarm unterbrochen zu werden.

Zeitplan

Betrachten Sie Ihren Lebensrhythmus und stellen Sie fest, was Ihnen am leichtesten fällt. Ein guter Anhaltspunkt: Was praktisch ist, ist perfekt, egal ob bei Tag oder bei Nacht. Das ist es, was Sie im Alltag und über die Jahre hinweg durchhalten lässt. Sie können sich zum Beispiel vornehmen, jeden Tag morgens beziehungsweise abends unter der warmen Bettdecke zu üben.

TIPP

Manche Menschen tragen sich Zeitfenster für Jin Shin Jyutsu in ihrem Terminkalender ein. Dadurch werden die Sitzungen für ihr Gehirn wichtig, und dann ist keine Prokrastination mehr möglich!

Assoziation

Sie können Ihre Jin-Shin-Jyutsu-Sitzung auch mit einer anderen Gewohnheit verbinden, damit sie wie von selbst läuft. Hier sind einige Beispiele für Assoziationen:

- »Jeden Morgen, nachdem oder bevor ich den Wecker abgestellt, meinen Kaffee getrunken (oder Yoga praktiziert oder geduscht) habe, mache ich meine Übungen.«
- »Jeden Abend vor dem Einschlafen gönne ich mir eine kleine Auszeit für Jin Shin Jyutsu.«
- »Jeden Morgen und jeden Abend im Bus übe ich Jin Shin Jyutsu.«

Freude

Jin Shin Jyutsu wird seit Langem als die Kunst des Glücklichseins bezeichnet: Machen Sie es nicht zu einer lästigen Pflicht, sondern zu einem »Puh, jetzt kann ich endlich mein Jin Shin Jyutsu machen!«, so wie man von einem entspannenden Bad oder einer energiespendenden Morgenroutine sprechen würde.

TIPP

Wie beim Sport kann es auch beim Jin Shin Jyutsu eine gute Möglichkeit sein, andere Begeisterte zu finden, um langfristig durchzuhalten. Die eigenen Gefühle und Veränderungen mit anderen zu teilen ist eine gute Motivationsquelle.

Rituale kombinieren

Die hier vorgestellten Rituale sind wie das Jin Shin Jyutsu selbst: anpassungsfähig und sicher. Wenn Sie später in Ihrer Praxis den Wunsch verspüren, Rituale zu kombinieren oder zusammenzufassen, ist das durchaus möglich und sogar empfehlenswert! Mary Burmeister würde sagen: »Sie selbst sind Künstler*in!«

Notizen

Manche Menschen müssen sich Notizen machen, um das Neue zu verankern. Wenn Sie also nach jeder Sitzung Ihre Gefühle notieren, kann das für Ihren persönlichen Entwicklungsprozess sehr wertvoll sein.

Ich habe für Sie zwei hilfreiche Tools zusammengestellt: Auf Seite 191 finden Sie eine praktische Checkliste, mit der Sie Ihren Fortschritt einfach dokumentieren können. Das Tool auf Seite 192 unterstützt Sie dabei, Ihre Sitzungen nachzubereiten und festzuhalten, wie es Ihnen mit den Ritualen ergeht.

A LITTLE LESS CONVERSATION ...

Theorie ist gut, aber ohne Praxis ist sie nichts. Haben Sie schon einmal versucht, einen muskulösen Körper zu bekommen, indem Sie nur Fitnessbücher lesen? Beim Jin Shin Jyutsu ist nichts falsch und nichts gefährlich, daher wäre der einzige Fehler, den Sie machen könnten, dieses Buch nur zu lesen, statt es zu leben. Jin Shin Jyutsu ist eine Lebenskunst. Sie kann ihre Vorteile nur dann offenbaren, wenn wir sie durch Praxis in uns selbst erfahren. Wenn Sie also nicht bereit sind, Ihr Leben zu ändern, sich selbst zu entdecken, sich zu lieben, das Glück zu genießen und sich dafür jeden Tag ein paar Minuten Zeit zu nehmen, schließen Sie dieses Buch vorerst, das ist nicht schlimm! Sie können es in Ruhe wieder öffnen, wenn Sie bereit sind. So einfach ist das!

Machen Sie gleich weiter? Toll: Sie werden eine unglaubliche Reise erleben! Um Ihnen die tägliche Praxis zu erleichtern, finden Sie hier einen Link zu einem Video, das die 21 Rituale zusammenfasst:

m-vg.de/link/jin_shin_jyutsu
Einladungscode: 21RITUELS

ACHTUNG

Weder dieses Buch noch Jin Shin Jyutsu sind als Ersatz für Ihre übliche medizinische Versorgung und Behandlung gedacht, sondern eine ergänzende Unterstützung Ihrer Fitness und Gesundheit. Dieses Buch kann jedoch tatsächlich Ihr Leben und Ihre Gesundheit verändern. Bitte wenden Sie sich immer an diejenigen, die Sie üblicherweise behandeln, um Ihre medizinische Behandlung entsprechend fortzusetzen.

KAPITEL 4

Die Rituale

DIE REISE BEGINNT

Hier sind wir nun. Die Tür zu Ihrer Veränderung öffnet sich. Sie öffnet sich zu 21 uralten, kraftvollen und wohltuenden Jin-Shin-Jyutsu-Ritualen, die alle Zeiten überdauert haben, um Ihnen heute und für den Rest Ihres Lebens zur Seite zu stehen. Ob Sie sich nun verwurzeln, stärken, schützen oder auch befreien wollen, jedes Ritual wurde akribisch ausgewählt, um Ihnen eine einzigartige Lebenserfahrung zu vermitteln, die Sie zu einer besseren körperlichen, psychischen und emotionalen Gesundheit führt.

Ich lade Sie also zu einer inneren Reise ein, seien Sie willkommen bei sich, in Ihnen, willkommen, sich selbst kennen und helfen zu lernen und sich selbst zu lieben.

»Keine Regeln, keine Vorschriften. Wir sollten uns nicht vor der Einfachheit fürchten. Erfreut euch daran und seid euer eigenes Zeugnis.«

Mary Burmeister, *Buch 3*

TIPP

Eine Übersicht aller Sicherheitsenergieschlösser im Körper finden Sie auf den Seiten 34 und 35 am Ende von Kapitel 2.

TAG 1
Verankerungsritual

Sich mit der Energiequelle verbinden

»Der Energiestrom der Harmonisierung kontrolliert die unterschiedlichen Funktionen aller Organe und beeinflusst die körperliche, mentale und spirituelle Harmonie.«

Mary Burmeister, *Buch 3*

Dieses Ritual, das als Hauptzentralstrom zur Harmonisierung der universellen Energie bezeichnet wird, ist das Herzstück des Jin Shin Jyutsu. Es ist das erste Strömen, das man lernt, wenn man die Heilkunst des Glücklichseins und der Langlebigkeit entdeckt. Und das aus gutem Grund! Es geht dabei um unsere Atmung, das Ausatmen, das generiert, und das Einatmen, das regeneriert. Es geht um den Lebensatem, der in jedem von uns zirkuliert, um unsere Lebensquelle.

Ich habe das Wissen um den Hauptzentralstrom und die entsprechende Praxis an viele Menschen weitergegeben, und die Ergebnisse sind stets erstaunlich. Sei es, um wieder besser schlafen zu können, Selbstvertrauen zu gewinnen, Schmerzen oder chronische Infektionen zu lindern oder wieder beweglicher zu werden – einige berichten sogar, dass ihr Arzt Veränderungen in ihren Blutwerten festgestellt hat! Den Hauptzentralstrom zu praktizieren bedeutet, sich Tag für Tag mit unserer Lebensenergie zu verbinden und sich bis in die tiefsten Tiefen jeder einzelnen Zelle davon zu ernähren. Das ist nicht überraschend, denn als ich den Hauptzentralstrom entdeckt habe, fiel mir seine Ähnlichkeit auf mit

- der Position der Chakren,
- der Lage der endokrinen Drüsen und
- dem Verlauf des Vagusnervs in unserem Körper.

Tatsächlich werden Sie durch die Praxis des Hauptzentralstroms feststellen, dass die Hände auf denselben Körperstellen wie beim Chakra-Yoga ruhen. Haben Sie sich schon einmal gefragt, woher die Lage der Chakren im Körper stammt? Nun, dann werfen Sie einen Blick auf die Illustrationen: Die Chakren sind deckungsgleich mit den endokrinen Drüsen des Körpers. Diese Drüsen sondern Hormone ab, die in unseren Blutkreislauf gelangen und somit einen direkten Einfluss auf die Funktion unserer Organe, unseren zirkadianen Zyklus (Schlaf- und Wachzeit), die Produktion von Cortisol und Adrenalin und auf den Insulinspiegel haben. Kurzum, sie sind für unser Leben und unser Gleichgewicht sowohl auf körperlicher als auch auf emotionaler Ebene von entscheidender Bedeutung.

Der Weg des Hauptzentralstroms folgt genau dem Weg unseres Vagusnervs, dem besten Freund unserer Gesundheit! Je weiter die Wissenschaft voranschreitet, desto mehr Aufmerksamkeit erhält der Vagusnerv. Eigentlich müsste man von Vagusnerven sprechen, denn es ist ein paariger Nerv, der zu 80 Prozent aus sensorischen Nervenfasern besteht, die chemische, mechanische und thermische Informationen aus unseren Organen an das Gehirn weiterleiten. Die restlichen Nervenfasern gehen den umgekehrten Weg und leiten Befehle vom Gehirn an die Organe weiter. Wie der Hauptzentralstrom, der an der Vorderseite des Körpers hinunter- und an der Rückseite hinauffließt. Interessanterweise wird er bei der Selbstanwendung an der Vorderseite des Körpers ausgeführt, während er bei der Anwendung an anderen Personen an der Rückseite praktiziert wird. Beide Varianten sind effektiv, da sie miteinander verbunden und einander ergänzend sind.

Vereinfacht gesagt hilft der Vagusnerv allem, was er durchquert: dem Gehirn und seinen hormonproduzierenden Drüsen, dem Kehlkopf, dem Rachen, der Thymusdrüse, dem Hals, der Kehle, der Schilddrüse, dem Zwerchfell, der Lunge, dem

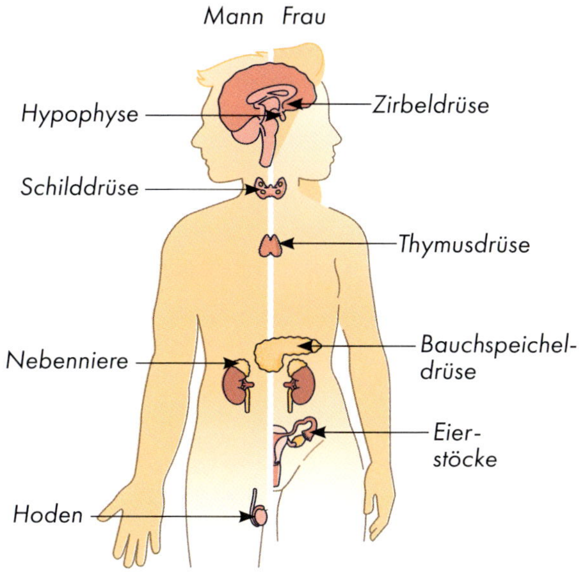

Die wichtigsten Drüsen des endokrinen Systems

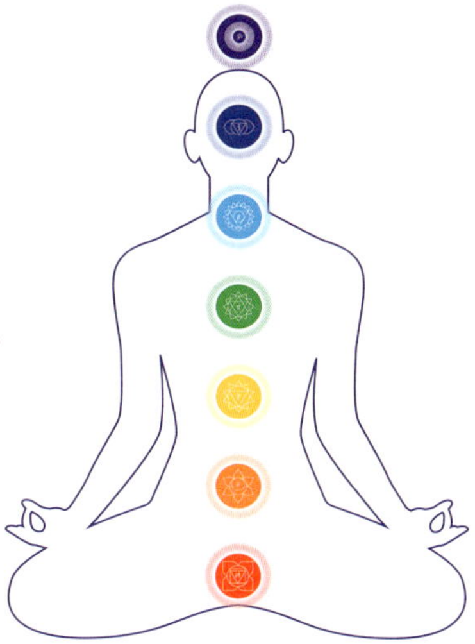

Lage der Chakren

Herzen, dem Magen, der Milz, der Bauchspeicheldrüse, der Leber, der Gallenblase, den Nieren und Nebennieren, der Blase, dem Dünndarm, dem Dickdarm und dem Enddarm.

Neben der Rolle als Betreuer unserer Organe besteht eine wesentliche Funktion des Vagusnervs in der Regulierung des Entzündungszustands im Körper. Indem er auf das Immunsystem einwirkt, sorgt er dafür, dass wir auf natürliche Weise durch gute Immunabwehrkräfte gesund bleiben. Und schließlich ist der Vagusnerv dafür bekannt, dass er Stress und im weiteren Sinn unser gesamtes psychisches und emotionales System ausgleicht.

Und wissen Sie was? Der Hauptzentralstrom hat genau die gleichen unterstützenden Eigenschaften wie die des Vagusnervs. Er ist sein unsichtbarer energetischer Zwilling.

Dieses Ritual zur Verbindung mit unserer Lebensquelle ist ein wahrer Schatz an Wohltaten:

- Es dient der körperlichen und emotionalen Beruhigung.
- Es ist ein Booster und hat eine Schutzfunktion für das Immunsystem.
- Es dient der Vitalität.
- Es fördert eine gute Verdauung.
- Es lässt Sie sich besser an Ihre Umwelt anpassen.
- Es fördert erholsamen Schlaf.
- Es unterstützt die Atmung.
- Es unterstützt die Organfunktion.
- Es sorgt für ein Gleichgewicht des endokrinen Systems, was zur hormonellen Harmonie führt.
- Es stärkt die Wirbelsäule und ihre Ausrichtung.
- Es harmonisiert Körper, Geist, Emotionen und Seele.

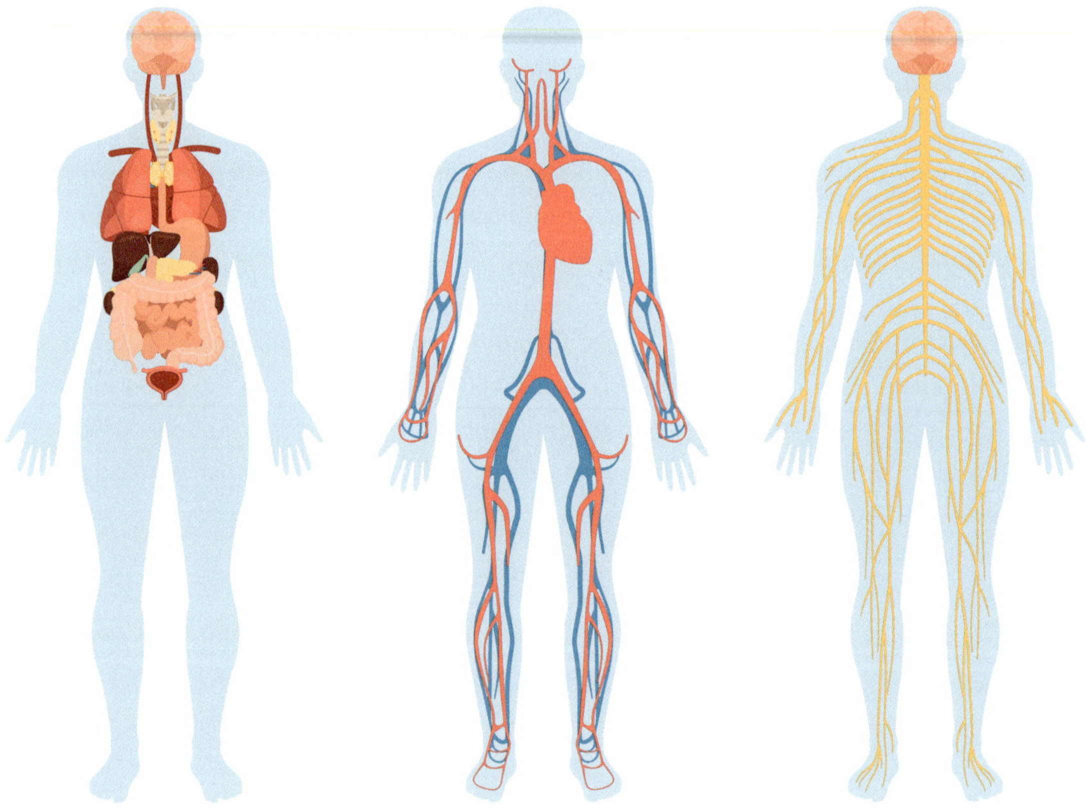

Vagusnerv

Der Hauptzentralstrom hätte also keinen besseren Namen tragen können! Wenn Sie nicht wissen, wo Sie anfangen sollen, um Ihre Gesundheit zu verbessern, beginnen Sie damit, die Übungen auf den nun folgenden Seiten täglich zu praktizieren. Sie werden garantiert ihr Leben verändern!

Vorbereitung

Dieses Ritual ist, wie der Name schon sagt, zentral, es gibt also keine linke und rechte Seite, die Sie beachten müssen. Sie brauchen dafür einen ruhigen Moment und einen bequemen Ort, es gehört nicht zu den Ritualen, die sich in der U-Bahn improvisieren lassen. Bevor Sie beginnen, nehmen Sie sich viel Zeit, um die für Sie ideale Position zu finden – Liegen, Stehen, Sitzen oder sogar Gehen – alles ist richtig, wenn Sie sich danach fühlen. Machen Sie es sich bequem mit

- einem Stützkissen für Kopf, Arme und Beine,
- einer Decke, falls sich Ihr Körper durch die Entspannung abkühlt,
- der ovalen Atmung: vorn ausatmen und hinten einatmen, wie auf Seite 29 beschrieben.

Wenn Sie während dieses Rituals merken, dass es für Sie schwierig ist, die rechte Hand auf dem Scheitel zu halten, können Sie sie ruhig auf eine beliebige Stelle legen, auf der Ihre linke Hand bereits geruht hat. Sie können die rechte Hand beispielsweise zur Schilddrüse bewegen, sobald die linke Hand dort fertig ist, und sie für den Rest des Rituals dort lassen. Bei Schritt 4 hätten Sie dann die rechte Hand auf der Schilddrüse und die linke in der Mitte des Brustbeins. Die Idee ist einfach, dass die rechte Hand immer höher platziert wird als die linke, die sich Schritt für Schritt in Richtung Schambein bewegt. Eine Ausnahme ist nur der letzte Schritt, bei dem die Hände auf gleicher Höhe sind.

Die Schritte des Rituals

1. Legen Sie Ihre rechte Hand auf den Scheitelpunkt Ihres Kopfes. Kleiner Tipp, um ihn zu finden: Legen Sie beide Handflächen über Ihre Ohren und die Fingerspitzen auf den Schädel, dann sollten Sie genau auf dem Scheitelpunkt landen! Diese Hand wird sich während des gesamten Strömens nicht bewegen, außer im letzten Schritt, also denken Sie daran, es ihr bequem zu machen! Legen Sie dann Ihre linke Hand zwischen die Augenbrauen. Dieser Schritt hat einen positiven Effekt auf

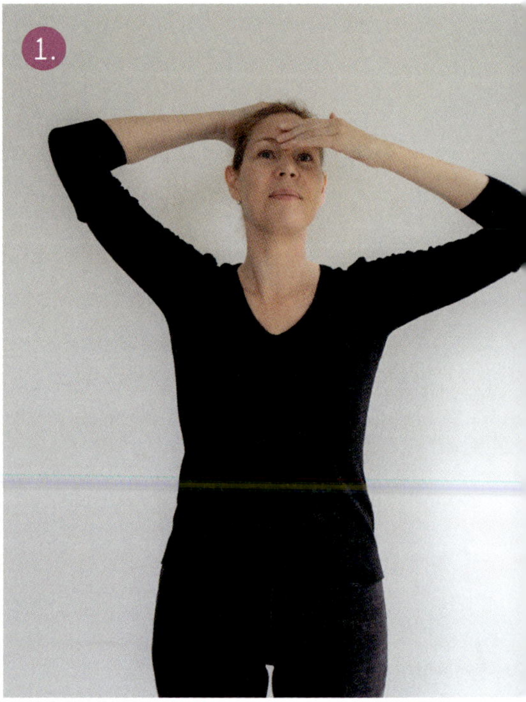

- das Herz,
- die Beruhigung,
- die Neuausrichtung,
- die Verankerung,
- das Gehirn und seine Hormone,
- den Energiefluss im Körper,
- das Gedächtnis,
- den Schlaf, dank des Gleichgewichts der Zirbeldrüse (Epiphyse) die ihn steuert,
- die Hirnanhangdrüse (Hypophyse),
- die tiefe Entspannung,
- den Bauch, den Darm,
- die Augen,
- das Urteilsvermögen,
- die Intuition und
- um Abstand zu gewinnen.

2. Bewegen Sie Ihre linke Hand weiter nach unten bis zu Ihrer Nasenspitze. Sie können die Spitzen mehrerer Finger oder nur einen Finger der linken Hand auf Ihre Nase legen, diese Berührung reicht aus. Dieser Schritt hilft

- der oberflächlichen Zirkulation der Energie im Körper,
- den Fortpflanzungsorganen,
- der physischen und emotionalen Verdauung,
- dem Nachsinnen,
- um sich vollständig zu fühlen.

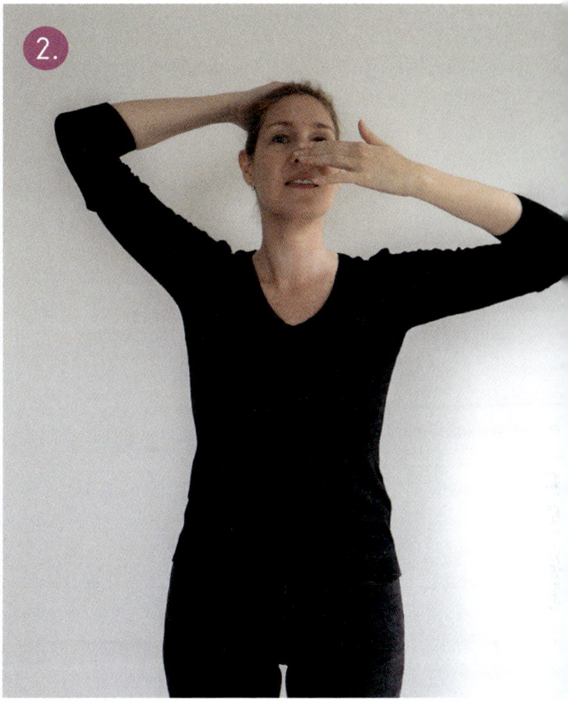

3. Lassen Sie nun Ihre linke Hand zu der kleinen Vertiefung zwischen den beiden Schlüsselbeinen gleiten. Die Schlüsselbeine sind die beiden Knochen, die wie eine Halskette an Ihrem Halsansatz liegen. Ihre linke Hand legt sich in die Mulde in der Mitte, so wie eine Perle sich in die Mitte einer Halskette! Dieser Schritt unterstützt

- die Schilddrüse auch vorbeugend bei Funktionsstörungen. Die Schilddrüsenüber- oder -unterfunktion (Hyperthyreose oder Hypothyreose) werden im Jin-Shin-Jyutsu auf die gleiche Weise unterstützt, denn das Ziel besteht darin, ein Gleichgewicht herzustellen. Und selbst wenn Ihre Schilddrüse entfernt wurde, muss ihre Energie weiterhin ausgeglichen werden, also lassen Sie diesen Schritt auf keinen Fall aus, sondern fördern Sie ihn sogar.
- die Bindung von Kalzium, Magnesium und Phosphor.

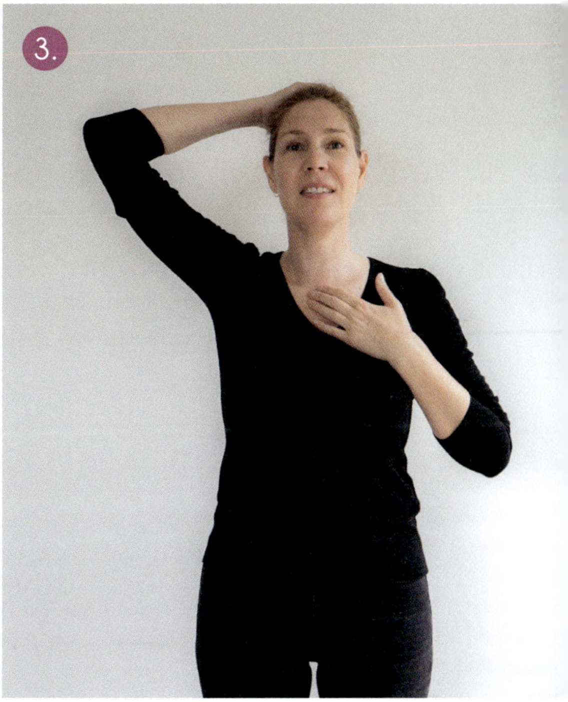

4. Die linke Hand geht weiter hinunter zur Mitte des Brustbeins, jenes Knochens, der sich bis zum Ende der Speiseröhre erstreckt. Dieser Schritt hilft

- der Revitalisierung der Atmung und Unterstützung der Lunge,
- dem Herzen,
- dem Immunsystem (direkt unter Ihren Fingern liegt die Thymusdrüse),
- dem Beckengürtel und den Hüften,
- sich selbst und seine Mitmenschen zu lieben.

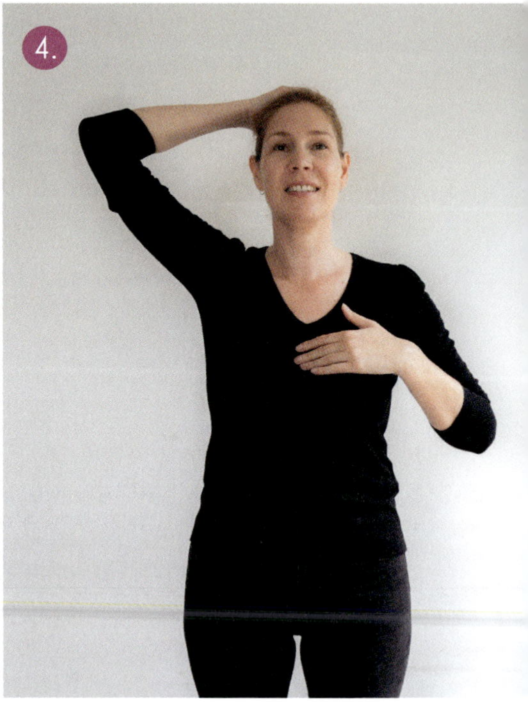

5. Noch etwas weiter unten erreichen Sie mit Ihrer linken Hand den Bereich unterhalb des Brustbeins, der Solarplexus genannt wird (die rechte Hand bleibt noch auf der Schädeldecke). Dieser Schritt dient

- der Revitalisierung der aufsteigenden und absteigenden Energie,
- allen Funktionen, die mit dem Solarplexus verbunden sind: von Haut, Leber, Galle, Milz, Bauchspeicheldrüse, Magen, Darm, Zwerchfell,
- der Stresslinderung,
- der körperlichen und emotionalen Verarbeitung,
- der Produktion von Zucker und Insulin im Körper,
- den Nebennieren, die Stress ausgleichen und die Immunität stärken.

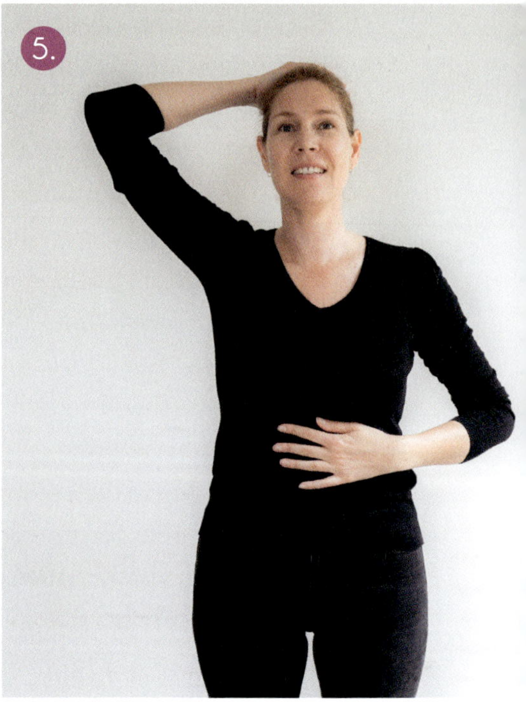

6. Die linke Hand legen Sie auf das Schambein, ohne Druck, da es sich um einen Bereich handelt, der empfindlich sein kann. Dieser Schritt hilft

- der Stärkung der Wirbelsäule,
- der Fruchtbarkeit,
- dem Loslassen,
- der Lendenwirbelsäule,
- der Knochengesundheit,
- der Verbindung zu Ihrem tiefen Selbst, Ihrer Essenz,
- der Lebensfreude.

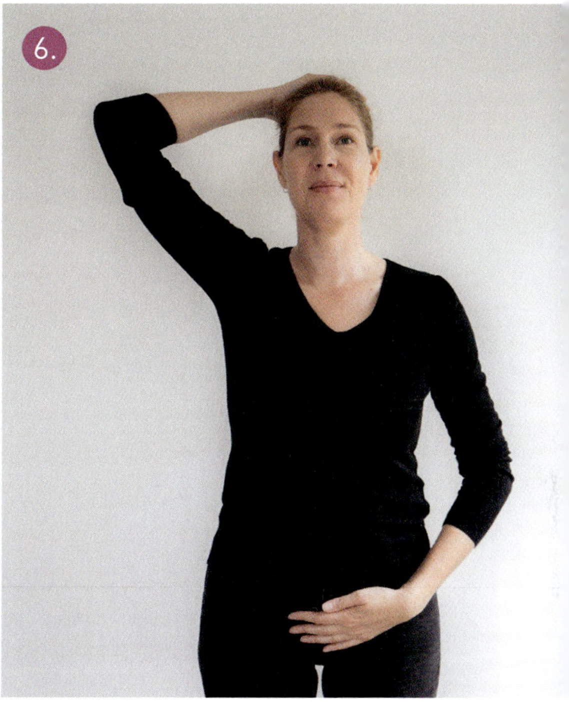

7. Sie sind nun beim letzten Schritt dieser unglaublichen Praxis angelangt, und dieses Mal ist es die rechte Hand, die aktiv wird und an das Steißbein gleitet, während die linke Hand auf dem Schambein bleibt. Sie haben also Ihr Becken wie ein Sandwich zwischen Ihren beiden Händen. Dieser Schritt unterstützt

- die Atmung,
- die Ruhefindung,
- die Verankerung,
- das Loslassen,
- die Lendenwirbelsäule,
- die Gallenblase,
- den Becken- und Darmbereich,
- die Lebenskraft im Ganzen,
- die Zirkulation von Energie, Blut und Lymphe in den Beinen und Füßen.

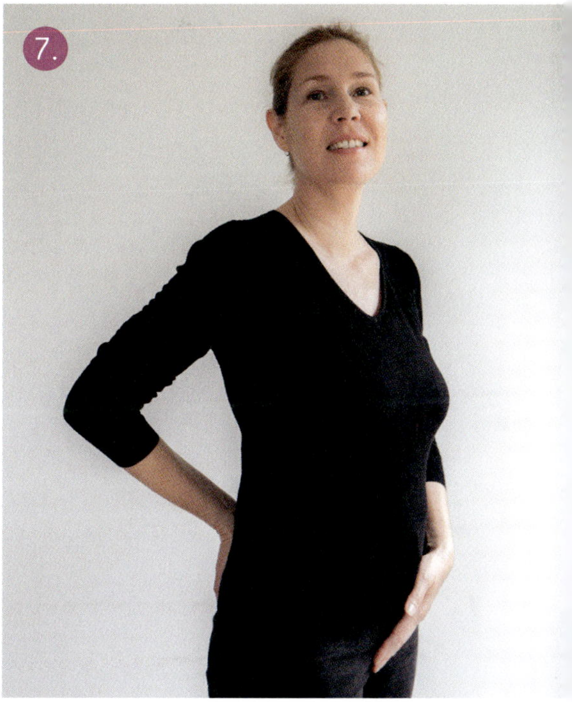

Wenn Sie Ihr Ritual vollzogen haben, nehmen Sie sich ruhig ein paar Minuten Zeit, um die Wirkung auf allen Ebenen Ihres Seins zu genießen. Lassen Sie Ihre Körper- und Gefühlsempfindungen Revue passieren: Wie fühlen Sie sich jetzt gerade in Ihrem Innersten? Gähnen Sie, strecken Sie sich, wie nach einem guten Nickerchen: Nehmen Sie sich die Zeit, um sanft aus der Sitzung zu kommen. Und wenn Sie während des Übens eingeschlafen sind, was sehr häufig vorkommt, dann machen Sie sich keine Vorwürfe, denn Sie haben es einfach gebraucht.

ZUR PRAXIS

Dieses Ritual machen Sie am besten morgens nach dem Aufwachen oder abends vor dem Schlafengehen, bei einer Praxisdauer von 20 bis 60 Minuten. Es kann jedoch auch zu jeder Tages- oder Nachtzeit in einer Kurzversion durchgeführt werden, indem Sie nur einige Sekunden bei jedem Schritt verweilen. So können Sie sich wieder mit sich selbst verbinden, um Ihre Perspektiven neu ausrichten. Natürlich können Sie auch nur einzelne oder wenige Schritte dieses Rituals ausführen – hören Sie auf Ihre Bedürfnisse.

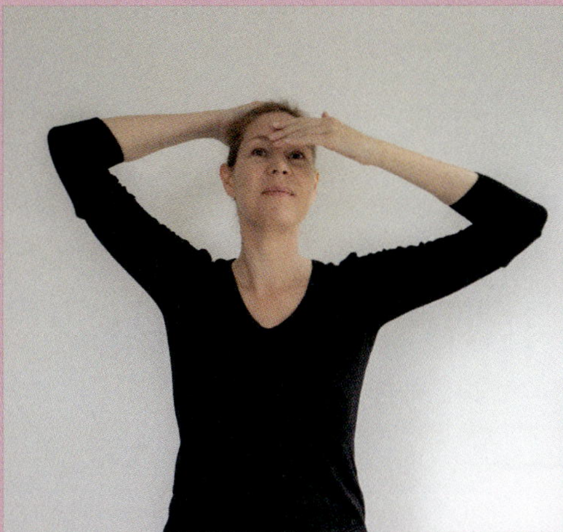
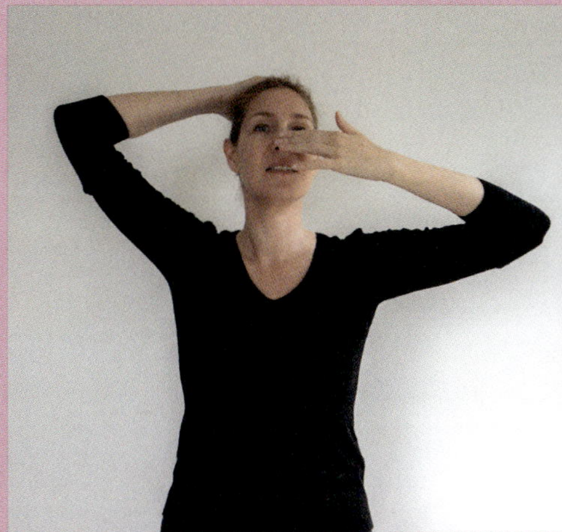
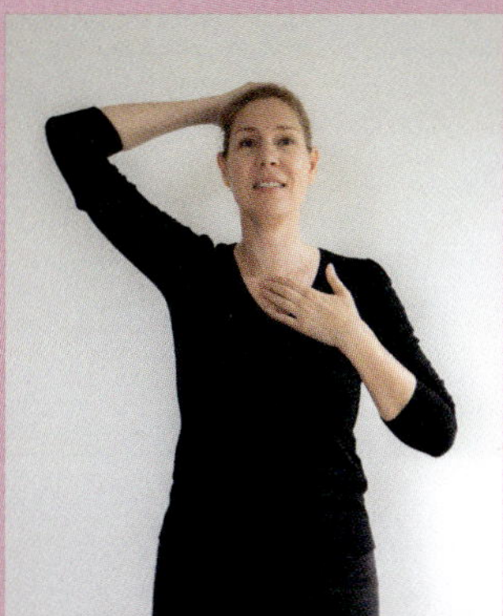
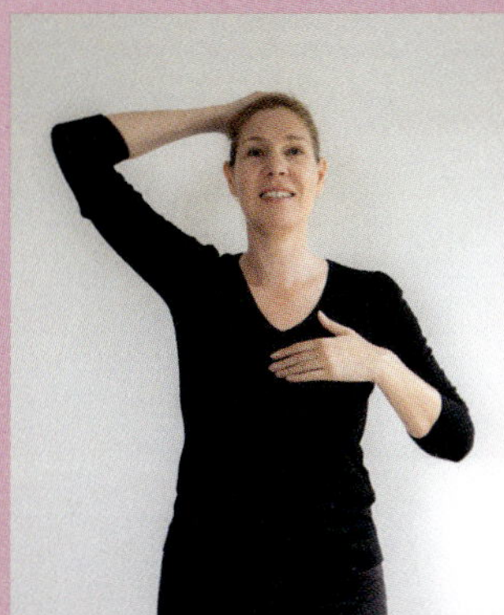
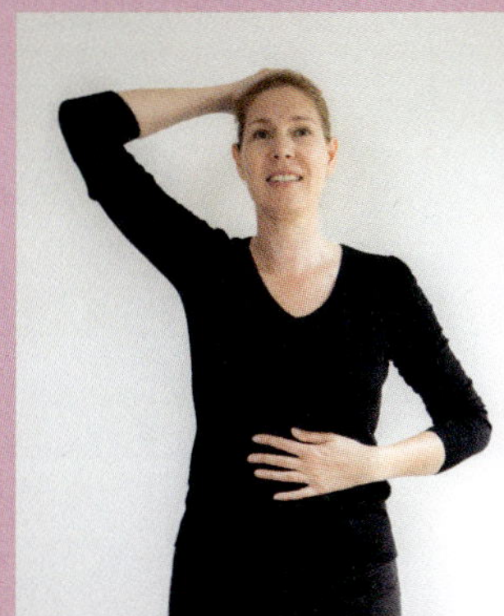
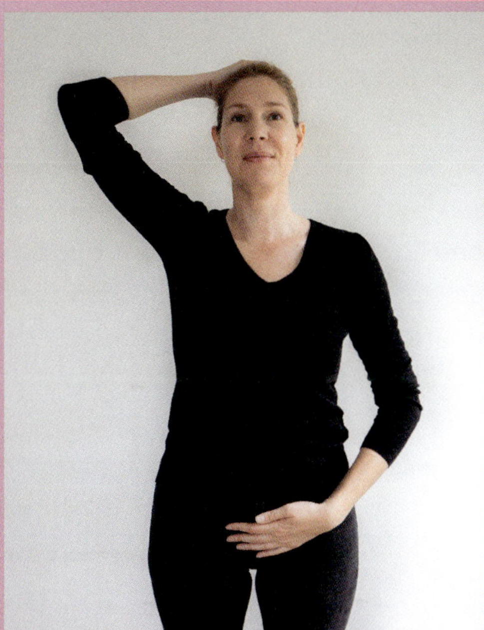
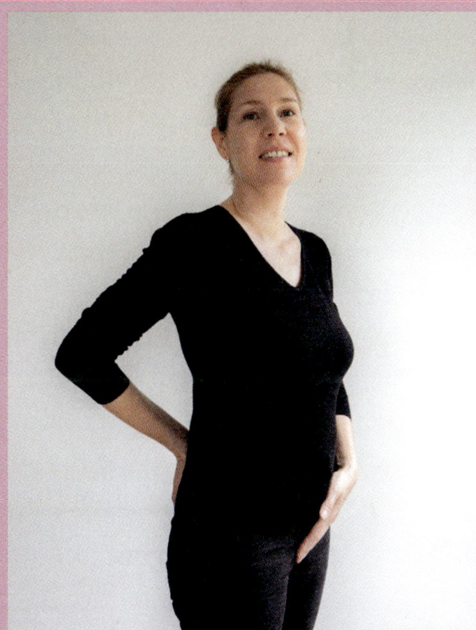

TAG 2

Ritual für mehr Energie

Dreieinigkeitsströme: Vereinigung der Kräfte

»Die eigene Energie nutzen, um das zu sein, was man ist.«

Mary Burmeister, *What Mary Says*, ...

Sie wissen sicher, dass kein Mensch zu 100 Prozent symmetrisch ist, und vielleicht haben Sie sogar schon von dem Phänomen gehört, dass sich Ihre rechte und linke Seite ausgleichen, wenn die eine schwach ist und die andere sie unterstützt.

Das kleine Ritual, das Sie gleich kennenlernen werden, wird nicht nur jede Seite Ihres Körpers stärken, sondern auch Ihre beiden Seiten miteinander »kommunizieren« lassen, um Ungleichgewichte und/oder Kompensationsmuster auszugleichen. Und das Beste daran ist, dass dieses Strömen Ihre Energie ständig in die Mitte zurückführt und somit Ihre Verbindung zur Quellenenergie des Hauptzentralstroms, den Sie gerade entdeckt haben, nährt. Es sind also drei kraftvolle Energieströme, die Dreieinigkeitsströme, die hier in einer einzigen Haltung (und Pause) harmonisiert werden.

ZUR PRAXIS

Dieses Ritual ist eine hervorragende Ergänzung zu Ritual 1 (Seite 49), weshalb es in der Lehre von Mary Burmeister direkt darauf folgt. Wenn Sie also mit der Zeit Ihre Praxis erweitern möchten, können Sie Ritual 1 und 2 täglich hintereinander praktizieren: 30 Minuten pro Tag reichen aus, um in völliger Harmonie zu sein!

Die Schritte des Rituals

Dieses Ritual gibt es in verschiedenen Varianten, je nachdem, wie bequem Sie es haben möchten. Und die gute Nachricht: Sie können es überall durchführen! In der sitzenden Variante können Sie es ganz unauffällig bei der Arbeit oder in öffentlichen Verkehrsmitteln praktizieren. In der liegenden Position gibt es zwei Möglichkeiten: entweder mit beiden Knien zusammen oder mit jeweils einem Fuß an der Innenseite des Knies.

Denn, wie auf Seite 20 erwähnt, sind auch die Füße hervorragende Starthilfekabel für die Lebensenergie – praktisch, oder?

Aus 3 mach 1

Im Gegensatz zum ersten Ritual werden hier alle drei Schritte gleichzeitig und nicht nacheinander ausgeführt. Es handelt sich also um eine einzige Position, die Sie 5 bis 30 Minuten pro Seite halten können

Variante im Sitzen

1. Drücken Sie Ihre Knie aneinander, SES 1 an SES 1. Dieser Schritt hilft

   - den linken und den rechten Betreuerstrom, die von den SES 1 ausgehen, miteinander zu verbinden,
   - dem tiefen Ausatmen,
   - die Energie nach unten zu bringen, um Sie zu reinigen,
   - der Verbindung zu Ihrem tiefen Selbst,
   - der Aktivierung des Vermittlerstroms, der die beiden Seiten Ihres Körpers miteinander verbindet,
   - sich körperlich und geistig in Bewegung zu setzen.

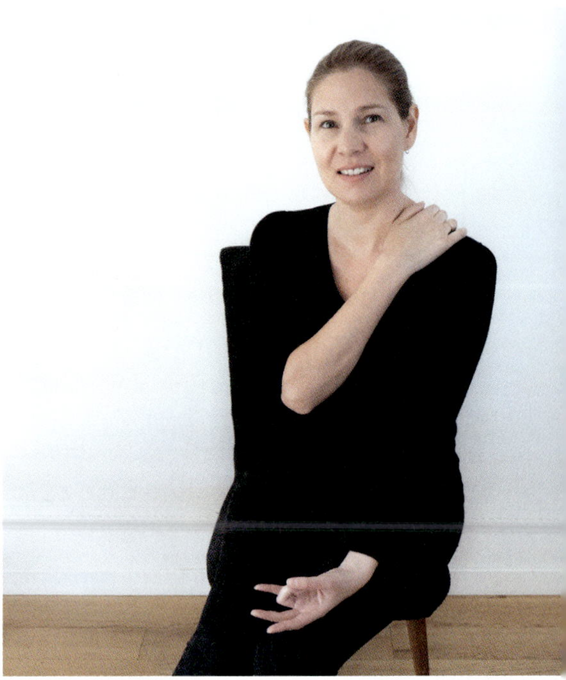

2. Legen Sie Ihre rechte Hand auf Ihre linke Schulter, um

   - den Betreuerstrom zu aktivieren, indem Sie sich mit seinem Ausgangspunkt verbinden (SES 3),
   - das Immunsystem zu stärken,
   - zu filtern, was Sie in Ihr Leben hinein- oder hinauslassen möchten,
   - die Lunge, die Atmung als Quelle des Lebens und der Erneuerung zu unterstützen.

3. Formen Sie mit ihrem linken Daumen und Ringfinger einen Kreis. Legen Sie dabei die Kuppe Ihres Daumens über den Nagel Ihres Ringfingers. Dieser Schritt hilft

   - der Verbindung zu unserer universellen Energiequelle (Hauptzentralstrom),
   - der Atmung und ihrer perfekten Zirkulation durch den ganzen Körper,

- der Lunge,
- der aufsteigenden Energie, als Ergänzung zum ersten Schritt und seiner absteigenden Energie,
- dem Dünndarm, um zu sortieren, was behalten wird und was nicht,
- bei Kribbeln (vorbeugend oder akut),
- der täglichen Freude.

Für die rechte Seite: Lassen Sie die Knie aneinandergedrückt und kehren Sie die Position Ihrer Hände um: Die linke Hand legt sich über die rechte Schulter, und der Daumen der rechten Hand bildet einen Kreis mit dem Ringfinger.

Variante im Liegen

Entweder winkeln Sie die Knie an und nehmen die gleiche Position ein wie im Sitzen, oder Sie ersetzen den ersten Schritt des Rituals, indem Sie Ihre rechte Fußsohle an die Innenseite Ihres linken Knies legen.

Die anderen Schritte bleiben unverändert, und – zur Erinnerung – sie werden alle gleichzeitig und nicht nacheinander ausgeführt!

Für die rechte Seite: Um den Fluss zu aktivieren, müssen Sie nur die Position Ihrer Füße und Hände umkehren: Die linke Hand liegt auf der rechten Schulter und der linke Fuß an der Innenseite des rechten Knies (SES 1 rechts), der rechte Daumen bildet einen Kreis mit dem rechten Ringfinger.

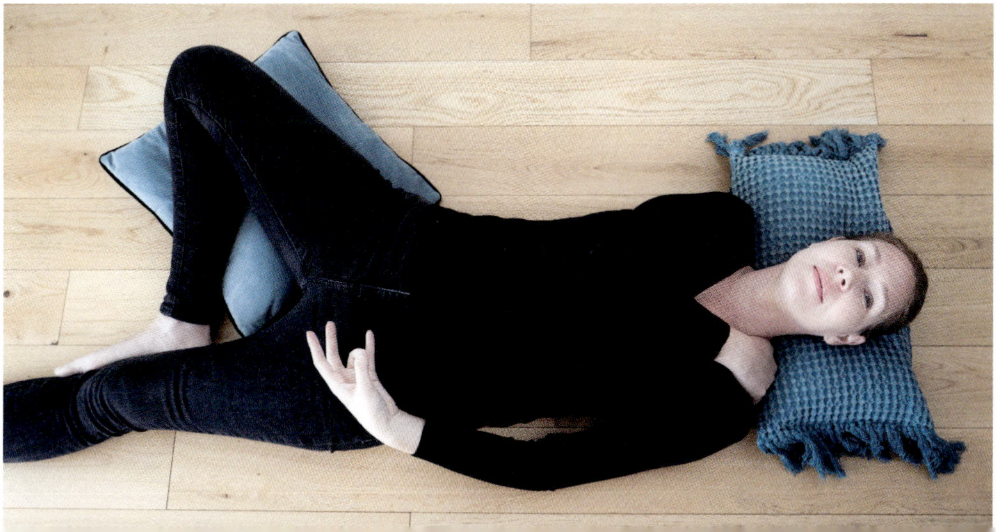

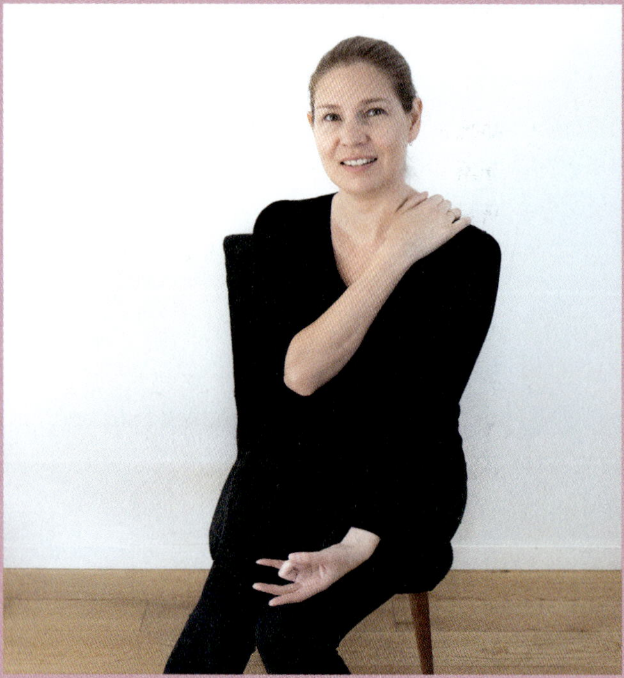

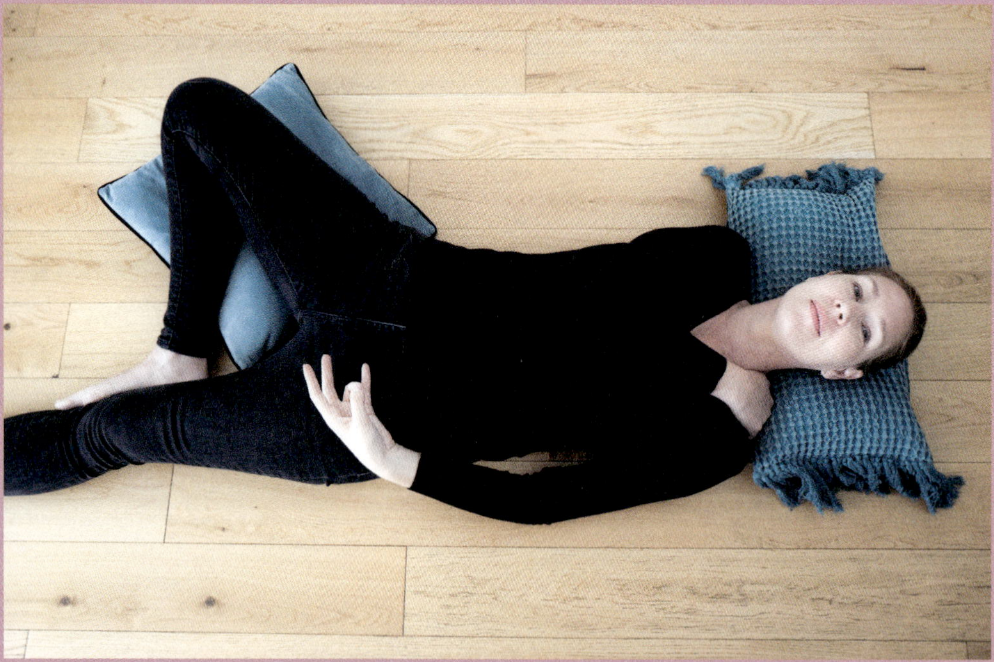

TAG 3
Loslassritual

Fingerspitzengefühl

Über die Finger sagte Mary Burmeister:

> *»Sie sind dynamischer, als wir es uns vorstellen können. In ihnen liegen die Schlüssel für die harmonische Balance des gesamten Menschen.«*

Mary Burmeister, *Buch 3*

Dieses Ritual ist wichtig für Ihr emotionales Gleichgewicht, denn jetzt, da Sie mehr Halt und Energie gefunden haben, sind Sie bereit, Gefühle loszulassen. Diese durchströmen uns den ganzen Tag und das ganze Leben lang, aber wenn sie sich zu lange festsetzen, können sie unser psychisches und dann auch unser physiologisches Gleichgewicht durcheinanderbringen. Im Jin Shin Jyutsu können Gefühle ganz einfach harmonisiert werden, indem Sie Ihre Finger und Handflächen strömen. Wie man schon seit Jahrtausenden in der Akupunktur aus der Handreflexzonenmassage weiß, sind die Hände tatsächlich ein Quick Fix für die gesamte Gesundheit. Mit diesem Ritual harmonisieren Sie also nicht nur Ihre Gefühle, sondern kümmern sich auch um Ihre Organe, Ihren Blutkreislauf, Ihre Wirbel, Ihre Atmung, Ihre Muskeln, Ihre Haut. Eine einfache Praxis, die Sie in den Alltag integrieren können!

Die Schritte des Rituals

Jeder Bereich wird zwischen 1 und 20 Minuten gehalten, und zwar auf der Seite, die Sie am meisten ruft (links oder rechts). Dabei bieten sich Ihnen mehrere Möglichkeiten:

- Harmonisieren Sie erst eine Hand und dann die andere.
- Kombinieren Sie die linke Hand mit der rechten (oder umgekehrt), indem Sie beide Daumen nacheinander halten, dann beide Zeigefinger und so weiter.
- Oder konzentrieren Sie sich auf die Vorteile eines einzelnen Fingers und halten ihn 5 bis 20 Minuten lang auf jeder Seite oder auf der Seite, die Sie am meisten anspricht.

1. **Daumen:** Lassen Sie Unsicherheit schmelzen, indem Sie Ihren Daumen mit allen Fingern der anderen Hand umschließen. Diese einfache Haltung hilft

   - gegen Sorgen und Grübeln,
   - der Verdauung,
   - der Atmung,
   - allen lebenswichtigen Organen,
   - bei frontalen Kopfschmerzen,
   - der allgemeinen Dynamik,
   - beim Einschlafen.

   Variante: Sie können auch Ihre beiden Daumen wie ein Wrap zusammengerollt in jeder Hand halten. Viele Babys schlafen so, um sich selbst Trost zu spenden.

1.

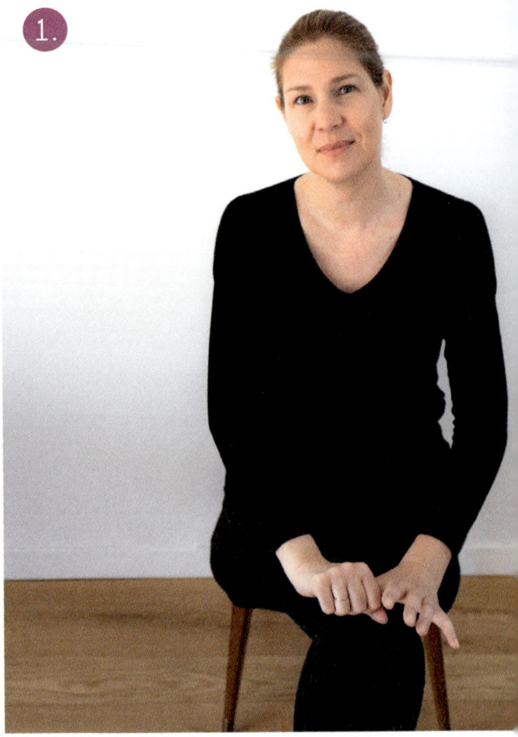

2. **Zeigefinger:** Lassen Sie Angst schmelzen, indem Sie alle Finger der gegenüberliegenden Hand um Ihren Zeigefinger legen. Diese Haltung hilft

- bei körperlichen und emotionalen Blockaden,
- dem Selbstvertrauen,
- dem Energiefluss im ganzen Körper,
- der körperlichen und emotionalen Entgiftung,
- dem Fließen von Körper und Geist,
- ein tiefes Gefühl der Sicherheit zu erlangen,
- der Muskelentspannung,
- beim Einschlafen.

2.

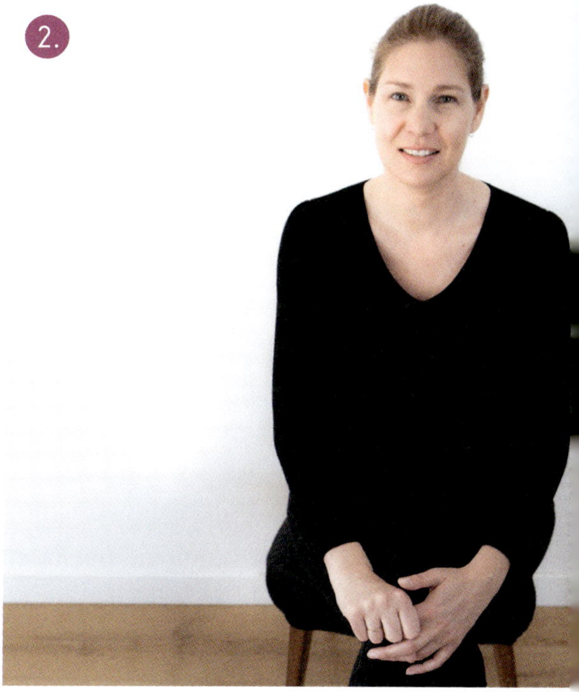

3. **Mittelfinger:** Lassen Sie Wut und Frustration schmelzen, indem Sie alle Finger der anderen Hand um Ihren Mittelfinger wickeln. Diese Haltung hilft,

- sich vollständig zu beruhigen,
- das Urteilsvermögen zu verbessern,
- Entscheidungen leichter und schneller zu treffen,
- Wutausbrüchen vorzubeugen,
- PMS (Prämenstruelles Syndrom) zu lindern (auf körperlicher und emotionaler Ebene),
- gegen Übelkeit nach übermäßigem Essen.

3.

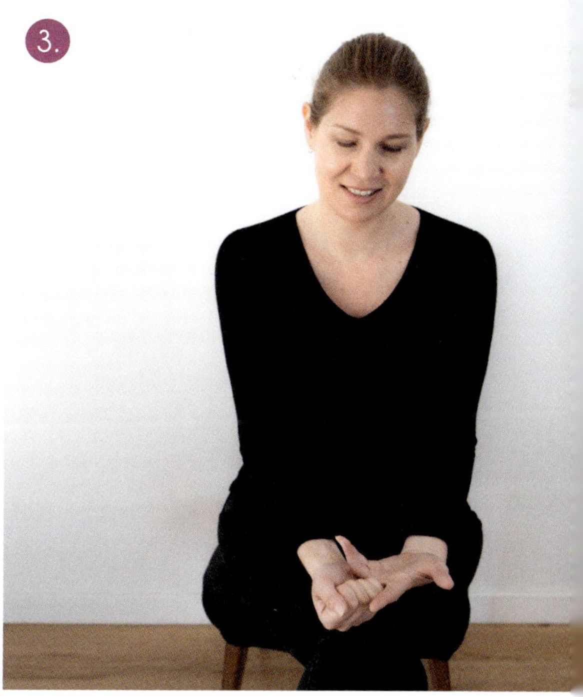

4. **Ringfinger:** Lassen Sie Traurigkeit schmelzen, indem Sie Ihren Ringfinger mit allen Fingern der anderen Hand umgreifen. Ich halte meinen Ringfinger gerne so wie auf dem Bild. Formen Sie mit einer Hand eine Art Brunnen und stellen Sie sich vor, wie Ihre Traurigkeit – symbolisiert durch den Ringfinger – in diesen Brunnen tropft. Diese Visualisierungsübung hilft mir, schneller loszulassen. Diese Haltung hilft,

- die Lust am Leben wiederzufinden,
- besser zu atmen, auch bei Asthma,
- Energie zu tanken,
- geerdeter zu sein,
- Hitzewallungen zu reduzieren.

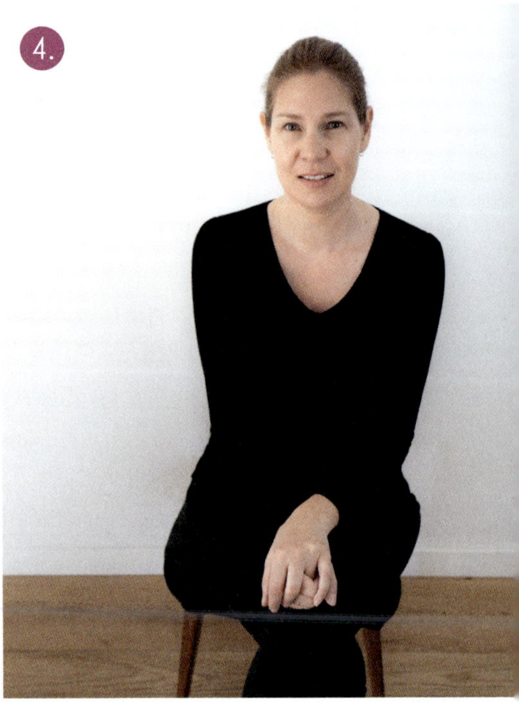

5. **Der kleine Finger:** Lassen Sie die Masken fallen, die Sie sich selbst auferlegt haben. Zum Beispiel, wenn Sie »Ja« sagen, obwohl Sie »Nein« meinen, oder wenn Sie sich selbst nicht genug zuhören und dadurch erschöpft werden. Kurz gesagt wenn Sie in ständiger Anstrengung leben. Wie können Sie aus diesem endlosen Kreislauf ausbrechen? Ganz einfach: Umwickeln Sie einfach Ihren kleinen Finger mit allen Fingern der anderen Hand. Diese Haltung hilft,

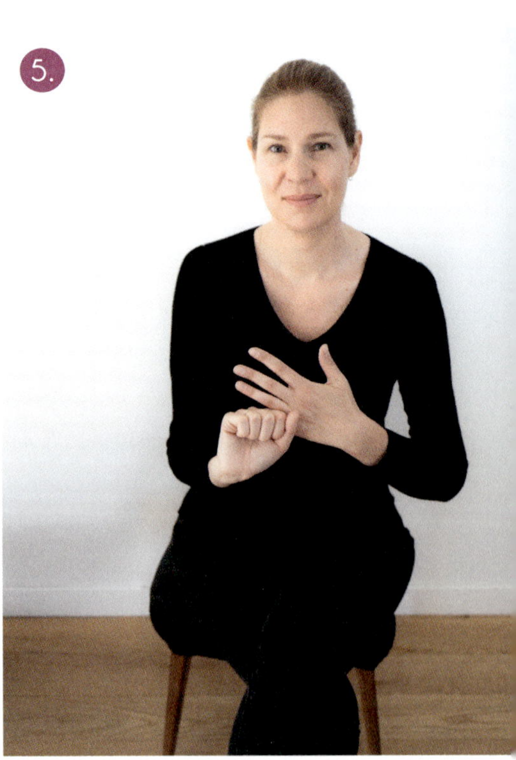

- wieder Freude an dem zu finden, was man tut, und am Leben,
- sich selbst mehr zu lieben, besser zu sich zu stehen,
- Lampenfieber zu vermeiden,
- Ängste einzuschränken.

6. **Handflächen:** Lassen Sie Erschöpfung schmelzen, indem Sie Ihre Starthilfekabel verbinden: Legen Sie einen oder mehrere Finger auf die Handfläche der anderen Hand. Alternativ können Sie auch die beiden Mittelpunkte Ihrer Handflächen aneinanderlegen, wie auf dem Bild. Diese Haltung hilft,

- wieder Vertrauen in sich selbst und in das Leben zu gewinnen,
- mehr Lebensfreude und Lust zu haben,
- Ihr ganzes Wesen zu beruhigen,
- die Lebensenergie tiefgreifend zu nähren,
- gut ein- und durchzuschlafen,
- sich ausgeglichen zu fühlen,
- alle Organe zu unterstützen.

6.

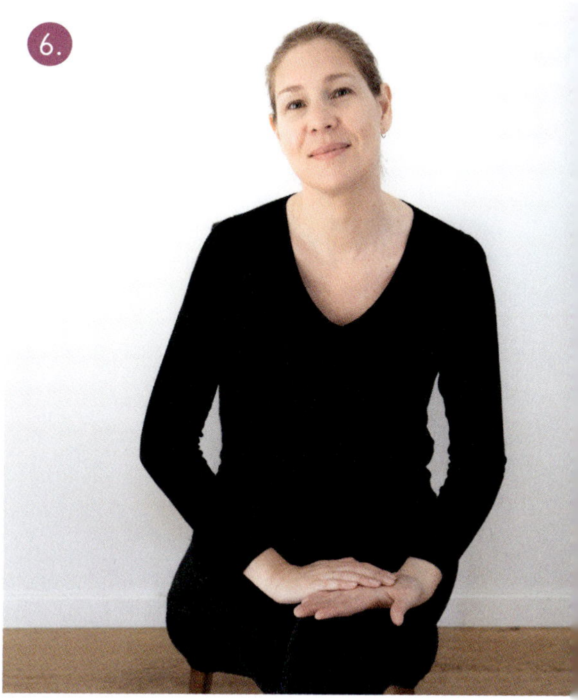

Alternative

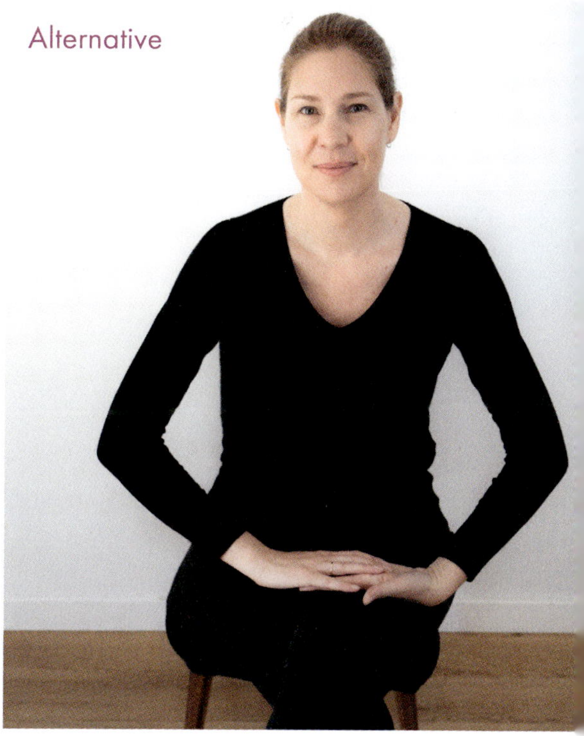

ZUR PRAXIS

Wenn es Ihnen nicht genug ist, dass dieses Ritual für emotionale Ausgeglichenheit sorgt oder Sie noch zweifeln, wie hilfreich es ist, sollten Sie wissen: Jeder Finger und auch die Handflächen harmonisieren je zwei Organströme. Motivierend, nicht wahr? Ich habe das Gefühl, dass Sie Ihre Finger jetzt jeden Tag halten werden: in der U-Bahn, in der Badewanne, auf dem Sofa und sogar beim Laufen!

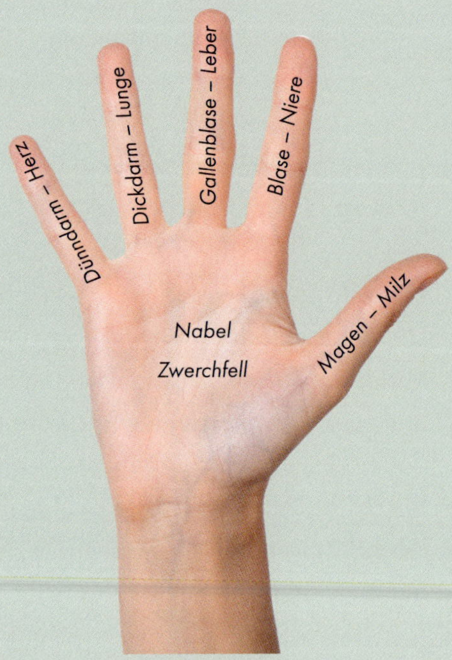

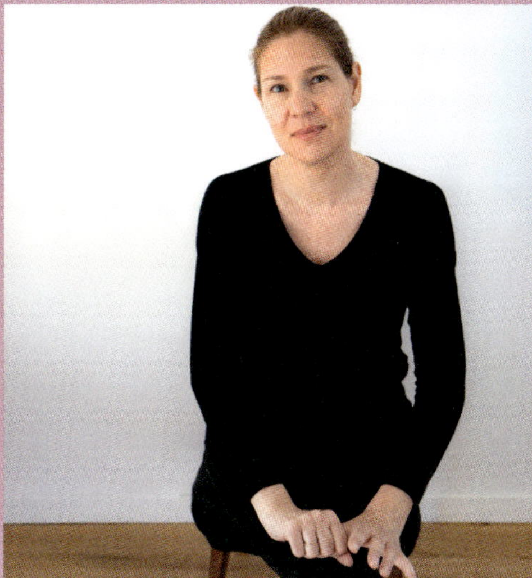
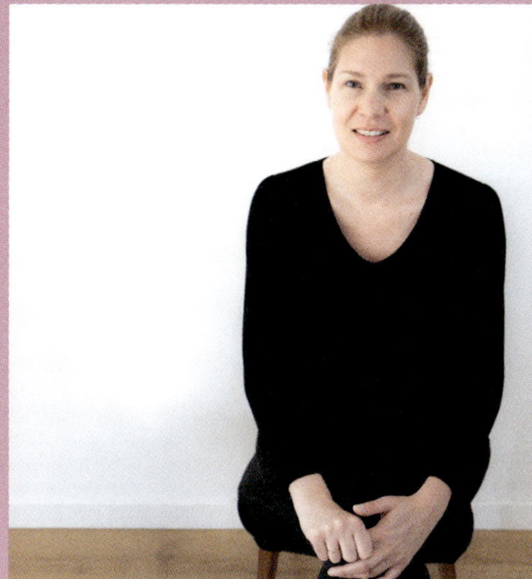
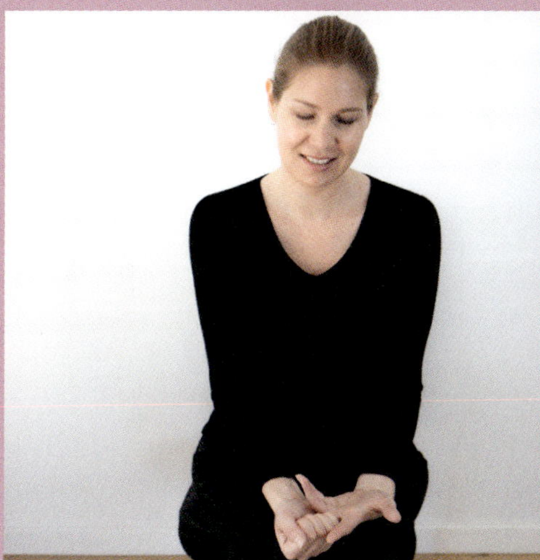
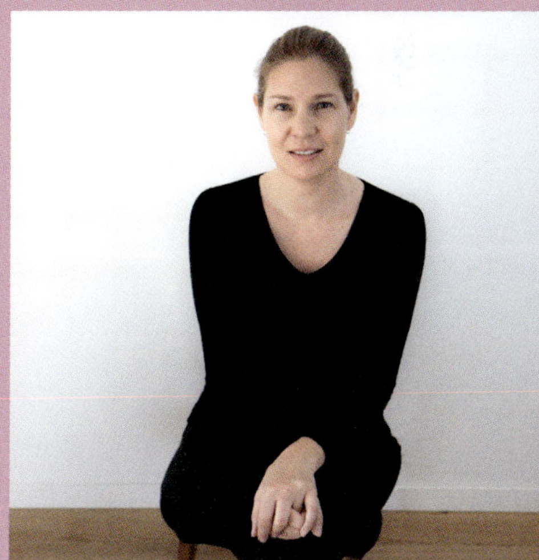
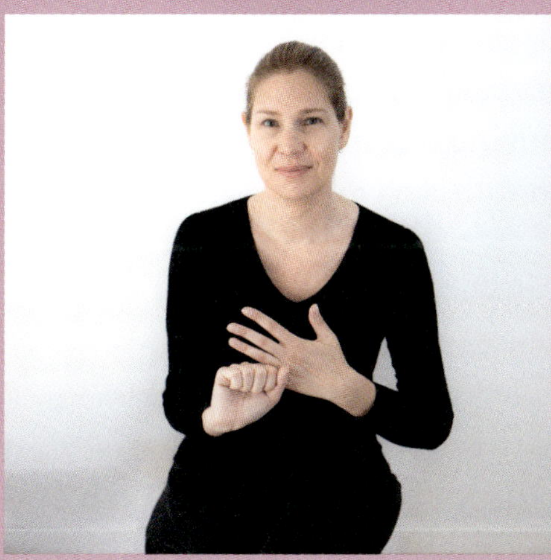
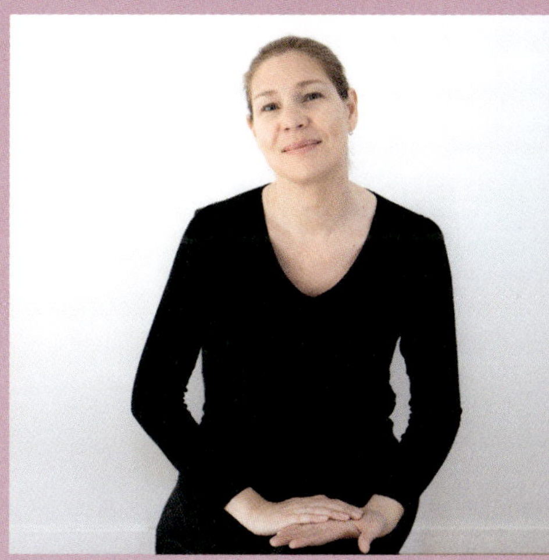

TAG 4
Ritual für mehr Energie

Unerschöpfliche Batterie

»Ich kenn keine Müdigkeit, ich bin stets im Einklang.«

Mary Burmeister, *What Mary Says, ...*

Dieses Ritual und die beiden folgenden (Ritual 5 auf Seite 78 und Ritual 6 auf Seite 85) sind so etwas wie eine Gesundheitstrilogie! Wenn Sie dieses Buch zu Ende gelesen haben, lade ich Sie ein, diese drei Rituale so oft wie möglich zu praktizieren, und Sie werden nicht mehr darauf verzichten wollen.

Aber zurück zum heutigen Ritual: Es wird Ihr täglicher Begleiter für mehr Energie sein. Da die Energie heutzutage im hektischen Alltag häufig fehlt, ist dieser Energiefluss zusammen mit Ritual 5 eine wertvolle Unterstützung, um zum Beispiel das Körpergewicht, die Sättigung oder die Verteilung der Nährstoffe im Körper auszugleichen.

Hier sind alle Vorteile, die Ihnen dieses Strömen bringen wird, wenn Sie es regelmäßig praktizieren:

- Sie fühlen sich in Topform, da Sie die Müdigkeit einfach wegfegen.
- Es ist eine wertvolle Hilfe beim Lernen.
- Sie können Depressionen vorbeugen (auch jahreszeitlich bedingt aufgrund des Lichtmangels im Winter).
- Der Menstruationszyklus wird harmonisiert.
- Ihre Immunreaktion, insbesondere bei Infektionen, wird unterstützt.
- Ihre Ausdauer wird gefördert.
- Ihr Blutbild verbessert sich.
- Sie gehen vorwärts, ohne zurückzuschauen.
- Sie haben ein Gefühl der Sicherheit.
- Sie fühlen sich lebendig.
- Milz, Bauchspeicheldrüse, aber auch Leber und Gallenblase (linke Seite strömen) und Magen (rechte Seite strömen) werden unterstützt.
- Die Verdauung wird harmonisiert.
- Über- oder Untergewicht wird ausgeglichen.
- Der Insulinspiegel pendelt sich ein.
- Der Körper und seine Bedürfnisse werden unterstützt.
- Sie werden anpassungsfähiger.

Kurzum, es ist *das* ideale Ritual, um das ganze Jahr über und sogar das ganze Leben lang in Form zu bleiben.

Die Schritte des Rituals

1. Legen Sie Ihre rechte Hand unter Ihr Steißbein, ganz unten an der Wirbelsäule, und Ihre linke Hand liegt unterhalb des linken inneren Knöchels auf. Dieser Schritt hilft Ihnen,

   - Ihre Atmung zu vertiefen,
   - Altes abzulegen, Neues anzuziehen,
   - Ihre Gallenblase zu unterstützen,
   - in Ruhe zu regenerieren,
   - nicht in ständiger Überanstrengung zu leben.

   Variante: Wenn Sie Ihren Knöchel nicht erreichen können, legen Sie einfach Ihre linke Hand ohne Druck auf Ihr Schambein. Vergessen Sie in beiden Fällen nicht, bewusst an der Vorderseite des Körpers entlang auszuatmen und beim Einatmen Ihren Atem durch die Rückseite wieder aufsteigen zu lassen.

1.

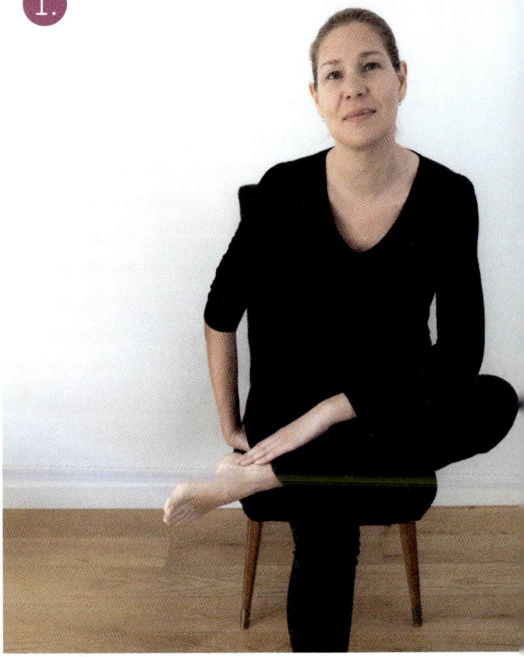

2. Die rechte Hand bleibt unter dem Steißbein. Bewegen Sie Ihre linke Hand unterhalb Ihrer Rippen nach rechts in Richtung der Leber (SES 14 rechts). Die linke Hand bleibt hier bis zum Ende des Strömens. Dieser Schritt wird Ihnen Folgendes bringen:

2.

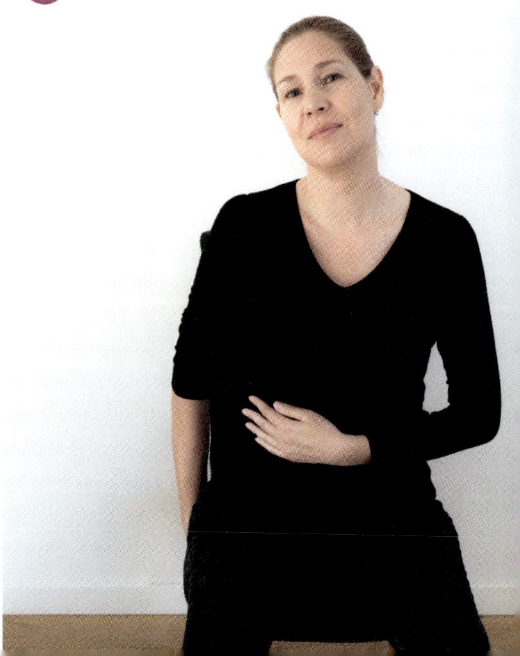

- ein verbessertes Urteilsvermögen,
- Regulierung von Ärger und Frustration,
- eine bessere Verarbeitung und Ausscheidung von Zuckern und Fetten,
- Gleichgewicht im gesamten Leberbereich,
- Hilfe bei der Ausleitung von schweren Substanzen wie Medikamenten, zum Beispiel Anästhetika.

3. Legen Sie Ihre rechte Hand über der linken Brust auf (SES 13 links). Dieser Schritt unterstützt

   - Sie dabei, Ihre bedingungslose Liebe zu sich selbst und Ihrer Umgebung zu stärken,
   - Sie, sich mit Ihrem emotionalen Herzen zu verbinden,
   - eine bessere Funktionalität Ihrer Lunge und Ihres physischen Herzens,
   - Sie in allem, was Sie in Ihrem Leben erschaffen möchten,
   - Ihre Fruchtbarkeit.

4. Legen Sie Ihre rechte Hand unter Ihr rechtes Schlüsselbein, unter die Mitte des Knochens, so als wollten Sie ihn ohne Kraftaufwand nach oben stützen (SES 22 rechts). Dieser Schritt hilft

3.

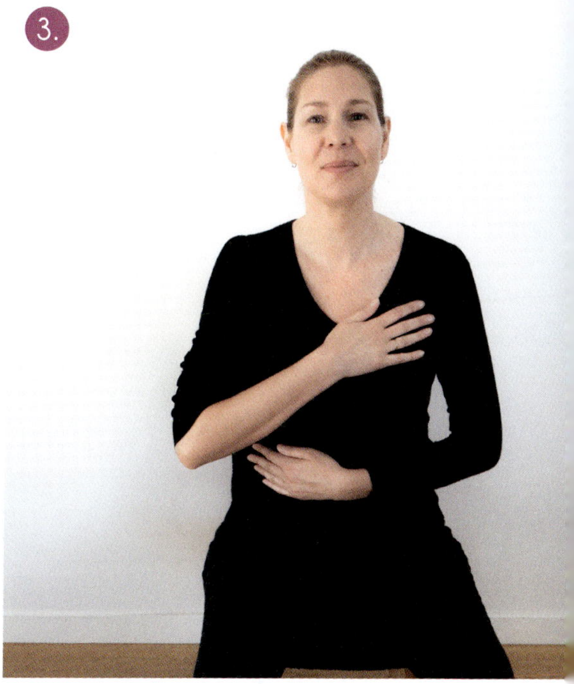

4.

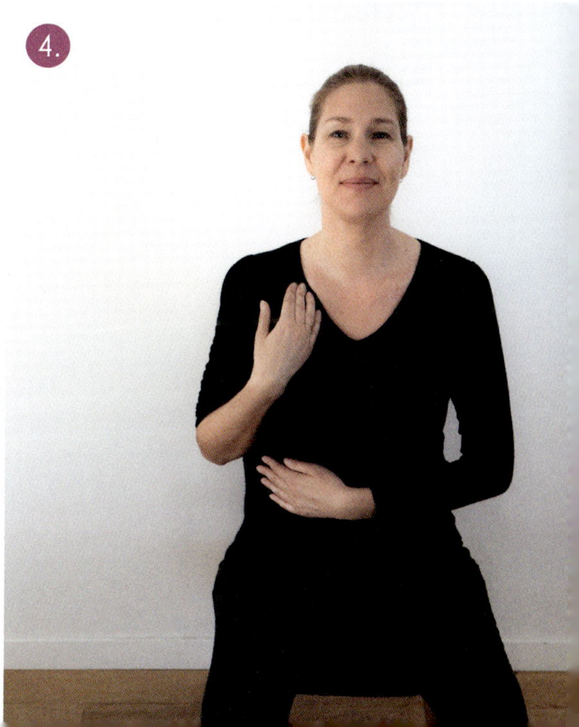

- beim Verständnis von sich selbst und der Welt,
- bei der Integration,
- bei der Anpassung,
- der Schilddrüse,
- bei Veränderung.

Für die rechte Seite: Legen Sie die linke Hand unter das Steißbein und die rechte Hand an die Innenseite des rechten Knöchels (SES 5 rechts). Lassen Sie die linke Hand unter dem Steißbein, während die rechte Hand auf den Magen gelegt wird (SES 14 links), wo sie bis zum Ende des Rituals bleibt. Als Nächstes platzieren Sie die linke Hand über der rechten Brust (SES 13 rechts) und schließlich wird sie unter das linke Schlüsselbein gelegt (SES 22 links).

ZUR PRAXIS

Dieses Ritual ist ideal bei Veränderungen jeglicher Art: Umzug, Adoleszenz, Hormonstörungen, Menopause, Trauer, neuer Job oder Lebensrhythmus. Es ist am besten dazu geeignet, die Anpassung, das Selbstvertrauen und die Vitalität anzukurbeln. Eine hervorragende Kurzversion dieses Rituals ist es, einfach den ersten Schritt zu halten, solange Sie wollen.

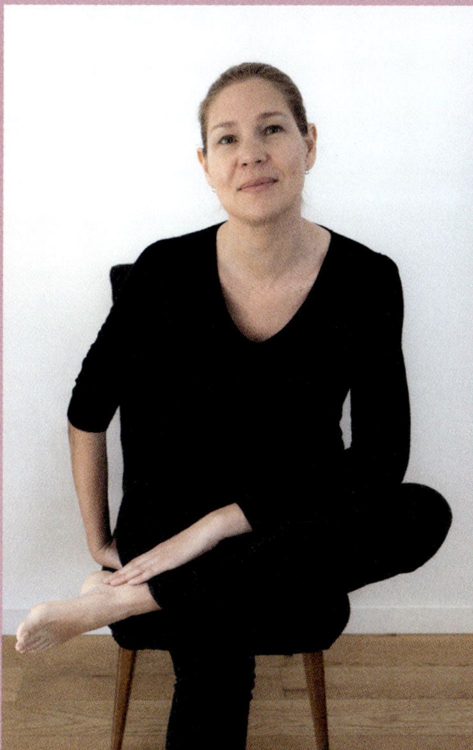

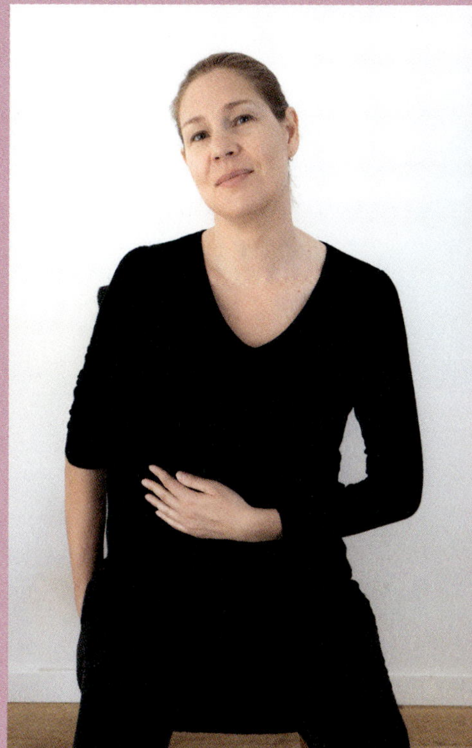

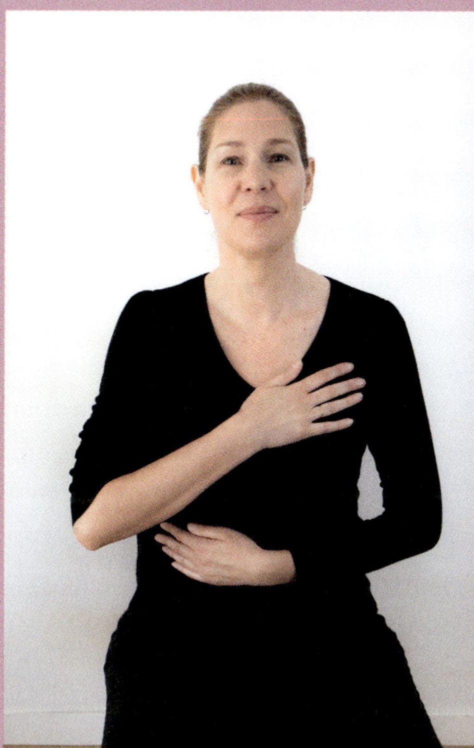

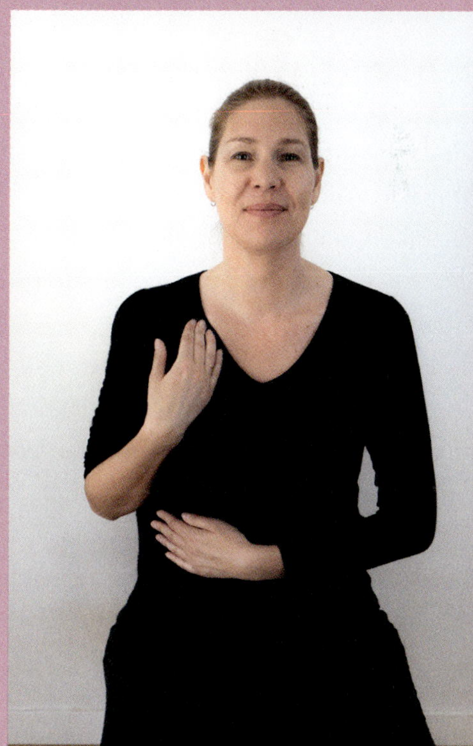

TAG 5
Loslassritual
Das Leben verdauen

»Lebensmittel sind nicht die eigentliche Quelle für Nährstoffe, sondern ein Medium für universelle Energie.«

Mary Burmeister, *What Mary Says*, …

Die körperliche Verdauung ist die erste Herausforderung in unserem Leben als Mensch. Auch wenn wir von Geburt an atmen, muss unser Körper unbedingt verdauen, um weiterleben zu können. Im Jin Shin Jyutsu sind die physische, psychische, emotionale, spirituelle und geistige Verdauung eine Einheit.

Zwar ist dieses Strömen hervorragend geeignet, um alle möglichen Verdauungsprobleme zu regulieren und ihnen vorzubeugen, aber ich empfehle, es auch dann anzuwenden, wenn Sie keine Beschwerden in diesem Bereich verspüren. Denn dieses Ritual ist für unser allgemeines Wohlbefinden unerlässlich – sei es körperlich oder emotional. Es ist wie ein »Kuschelströmen« für Körper und Geist. Probieren Sie es aus, und Sie werden sich geerdeter fühlen, mehr Ruhe spüren und im Fluss sein, auch Ihr Schlaf und Ihr Gewicht werden ausgeglichen sein.

Kleiner, aber nicht unwichtiger Bonus: Mary Burmeister nannte dieses Strömen »Lifting-Flow«, weil es das Gesicht und die Haut jung und gesund hält!

Wie bei Ritual 4 (Seite 72) und Ritual 6 (Seite 85) besteht eine hervorragende Kurzversion dieses Strömens darin, nur den ersten Schritt während der Zeit, die Sie dafür aufwenden möchten, zu halten.

Im Einzelnen hilft dieses Strömen,

- die Verdauung ins Gleichgewicht zu bringen,
- Grübeln zu stoppen,
- das verarbeiten zu können, was Sie durch Sehen, Hören oder Atmen aufnehmen,
- mentale Belastungen loszulassen,
- Ihren Schlaf zu regulieren,
- erfüllt zu sein – durch körperliche und emotionale Zufriedenheit,
- Ihr Körpergewicht auszugleichen,
- schlechte Gewohnheiten zu überwinden,
- sich in Ihrem Körper und mit Ihrem Alter wohlzufühlen.

Die Schritte des Rituals

1. Legen Sie Ihre rechte Hand unter den linken Wangenknochen (SES 21) – diese Hand bleibt hier bis zum Ende des Rituals – und Ihre linke Hand unter das linke Schlüsselbein (SES 22 links). Dieser Schritt unterstützt

   - Sie dabei, die Schwierigkeiten des Lebens zu verdauen,
   - eine beruhigte körperliche Verdauung durch eine bessere Nahrungsaufnahme,
   - geistige Ruhe,
   - Wohlbefinden im Kiefer und in den Nebenhöhlen,
   - Sie, sich neu zu zentrieren und sich besser in der Welt auszudrücken,
   - Lebensfreude ohne mentale Belastung.

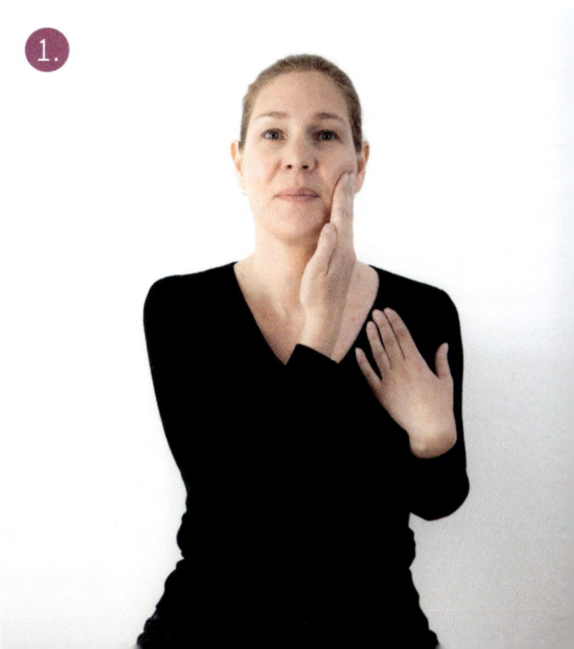

2. Bewegen Sie Ihre linke Hand auf Höhe der unteren Rippen nach rechts in Richtung Ihrer Leber (SES 14 rechts). Dieser Schritt hilft

- der Leber, also der Reinigung des Blutes und dem Ausscheiden von Giftstoffen,
- der tiefen Beruhigung: Loslassen von kreisenden Gedanken, Ärger und Frustration,
- den Blutwerten,
- der Taillenlinie und der Verdauung (Magen und Leber).

2.

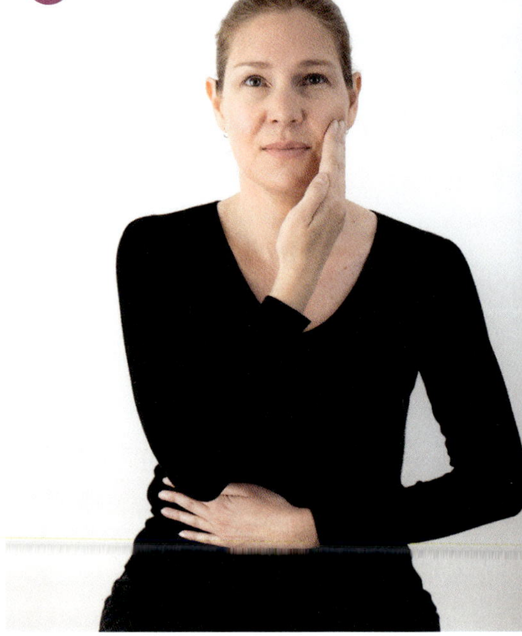

3. Bewegen Sie Ihre linke Hand unter Ihren Rippen nach rechts – diesmal gleiten Sie über den Rücken, wobei die Handfläche oder der Handrücken die unteren Rippen am Rücken (SES 23 rechts) berührt. Dieser Schritt unterstützt

- das Fließen der Körperflüssigkeiten und der Energie,
- das Loslassen von Angst,
- die Niere,
- eine flüssige Kommunikation mit sich selbst und der Außenwelt,
- die Muskelentspannung.

3.

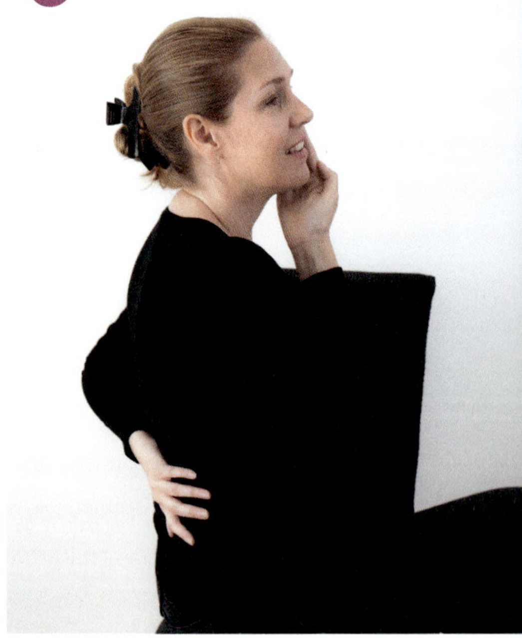

4. Kehren Sie zur Vorderseite Ihres Körpers zurück und bewegen Sie Ihre linke Hand auf Höhe der unteren Rippen nach links in Richtung Ihres Magens

(SES 14 links). Wie bei Schritt 2, nur auf der linken Seite des Oberkörpers. Dieser Schritt unterstützt

- die optimale Verdauung im Magen und eine gute Funktion der Milz,
- die vollständige Verarbeitung der Nährstoffe,
- die körperliche Beruhigung,
- den Schlaf,
- die Beruhigung bulimischer Impulse.

Wenn Ihre rechte Hand am SES 21 (Wange) zu ermüden beginnt, können Sie sie für den Rest des Rituals gern auf SES 14 verschieben.

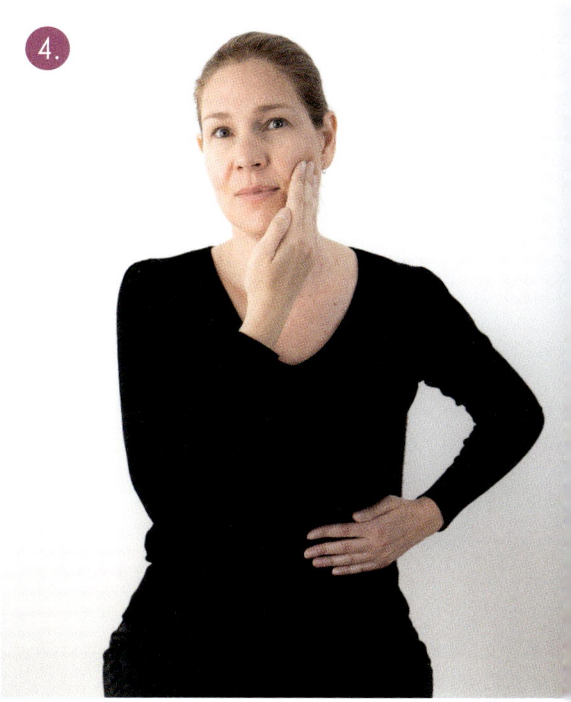

5. Bewegen Sie Ihre linke Hand an die Innenseite Ihres rechten Oberschenkels (SES 1 oben rechts). Um diesen Bereich zu finden, legen Sie Ihre Hand flach auf den rechten inneren Oberschenkel mit den Fingerspitzen auf dem Kniegelenk. Ihre Handfläche wird sich dann auf natürliche Weise an der richtigen Stelle positionieren. Es handelt sich um eine kleine Vertiefung, die empfindlich sein kann. Üben Sie also auch hier keinen Druck aus. Dieser Schritt unterstützt

   - das »Herunterfahren« des Geistes,
   - ein natürliches Sättigungsgefühl,
   - die Beruhigung von Beschwerden wie Magenschmerzen oder Reflux,

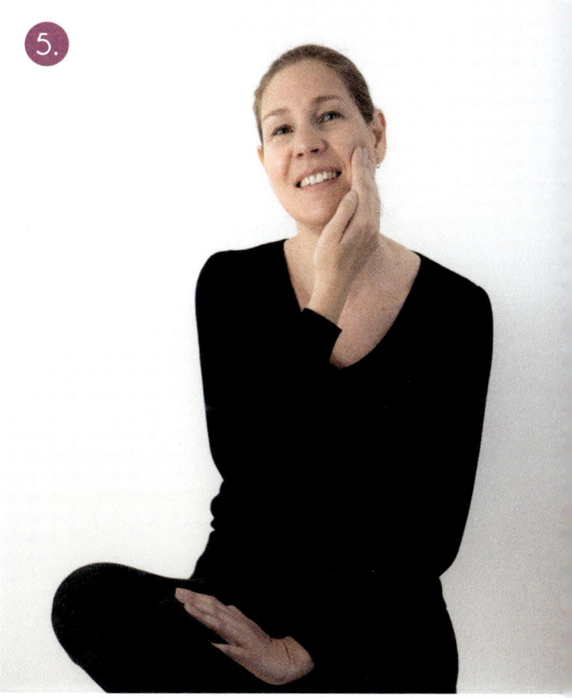

- Sie dabei Gewicht zu verlieren,
- eine gute körperliche und emotionale Verarbeitung,
- die Linderung von Blähungen.

6. Bewegen Sie dann Ihre linke Hand zur Außenseite Ihrer rechten Wade, etwa 3 bis 4 Zentimeter unter Ihr rechtes Knie auf das SES 8. Das SES befindet sich auf der Höhe eines Akupunkturpunkts, der dafür bekannt ist, die Verdauung zu unterstützen. Dieser Schritt

   - unterstützt eine vollständige Verdauung,
   - lindert Verdauungskrämpfe,
   - beruhigt den Magen und eventuelle Schmerzen,
   - bringt die Verdauung ins Lot.

7. Greifen Sie mit Ihrer linken Hand Ihren rechten mittleren Zeh, entweder oben und unten oder auf beiden Seiten, Sie können sogar beides nacheinander ausprobieren. Dieser Schritt unterstützt

   - die Umwandlung des Speisebreis in verwertbare Nährstoffe,
   - den Magen, da der mittlere Zeh eine direkte Verbindung dazu hat,
   - die optimale Verwertung Ihrer Mahlzeiten ohne Energieverluste,
   - die Verdauung insgesamt.

6.

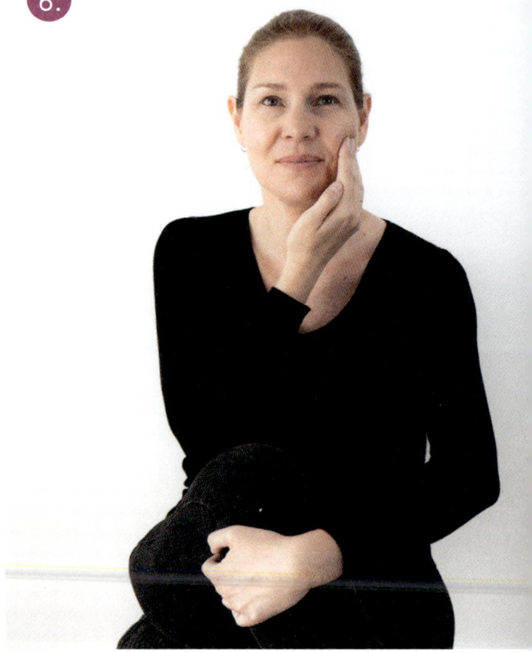

7.

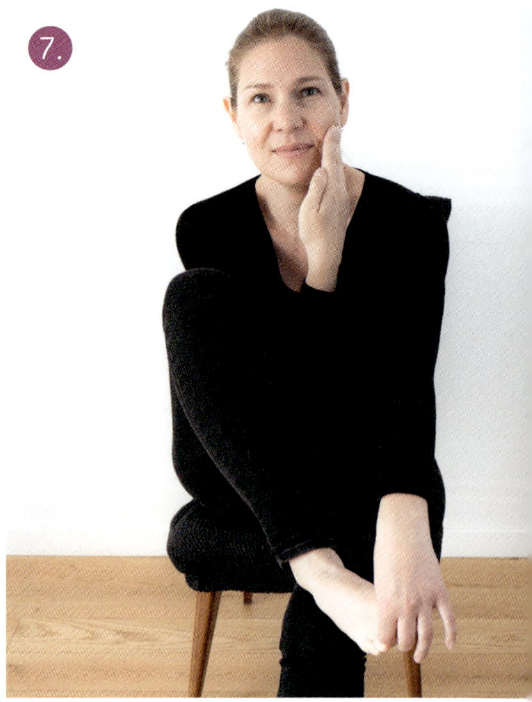

Für die rechte Seite: Die linke Hand liegt während des gesamten Rituals unter dem rechten Wangenknochen (SES 21 rechts). Die rechte Hand wird zunächst unter dem rechten Schlüsselbein (SES 22 rechts) positioniert, dann auf dem Magen (SES 14 links), den unteren Rippen auf dem Rücken (SES 23 links), dann auf der Leber (SES 14 rechts), der Innenseite des linken Oberschenkels (SES 1 links),oben auf der Außenseite der linken Wade (SES 8 links) und schließlich hält sie den linken mittleren Zeh.

ZUR PRAXIS

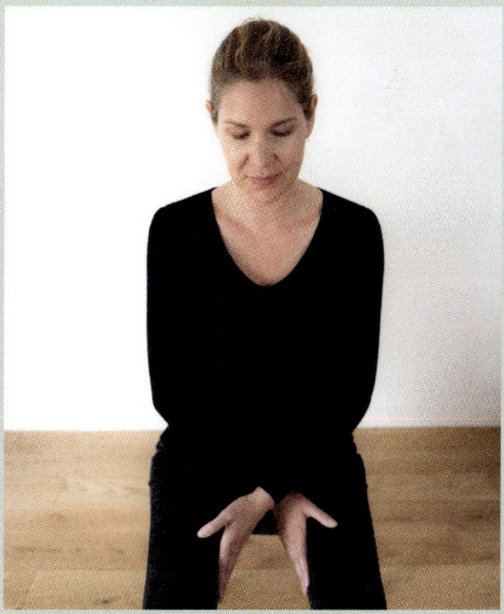

Für Magenschmerzen oder Magengeschwüre gibt es einen speziellen Quick Fix. Wenn Sie keine Zeit haben, das gesamte Ritual durchzuführen, lade ich Sie ein, nach jeder Mahlzeit Folgendes zu praktizieren: Legen Sie Ihre Hände über Kreuz an die Innenseiten Ihrer Oberschenkel auf Ihre beiden SES 1: die rechte Hand auf den linken Oberschenkel, die linke Hand auf den rechten.

Diese kleine, einfache Haltung ist unser natürliches Antazidum: Sie wird Magenschmerzen und Reflux in nur wenigen Selbstkursen lindern, selbst wenn Sie schon seit Jahren darunter leiden. Der Erfolg dieses Quick Fix wurde von Dutzenden von Klient*innen aller Altersgruppen bestätigt, und sie waren von den Ergebnissen überwältigt! Großer Bonus: Es wirkt auch wunderbar bei Übelkeit, wenn Sie eine Chemotherapie machen, an einer Lebensmittelvergiftung leiden oder sonst etwas mit dem Magen nicht in Ordnung ist.

TAG 5: AUF EINEN BLICK

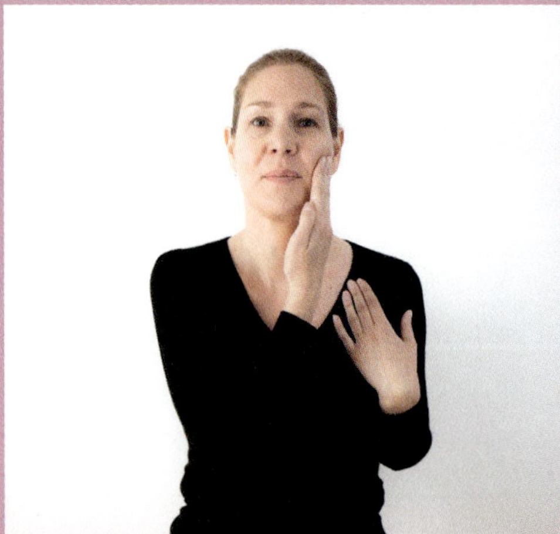

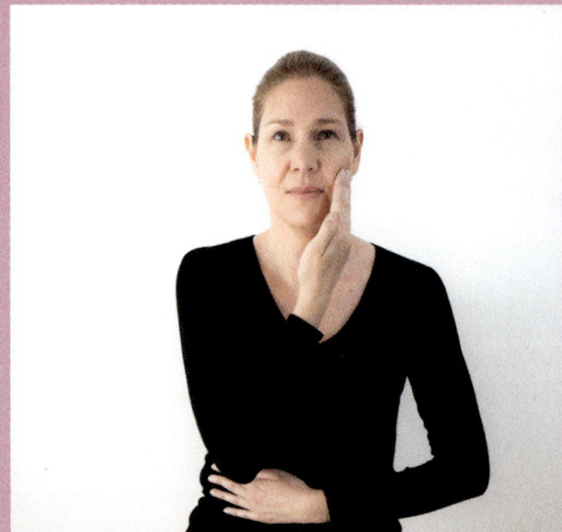

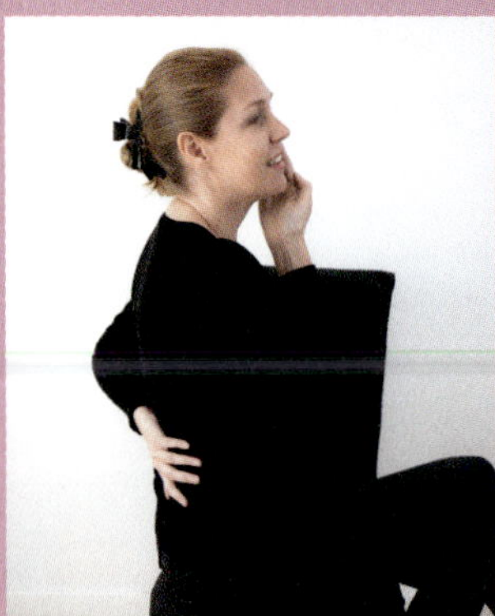

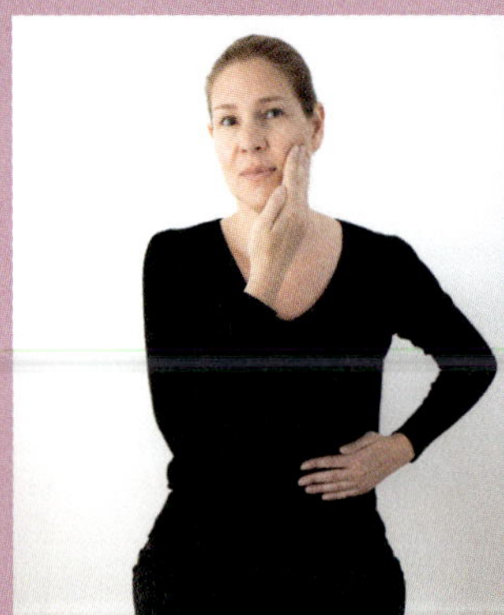

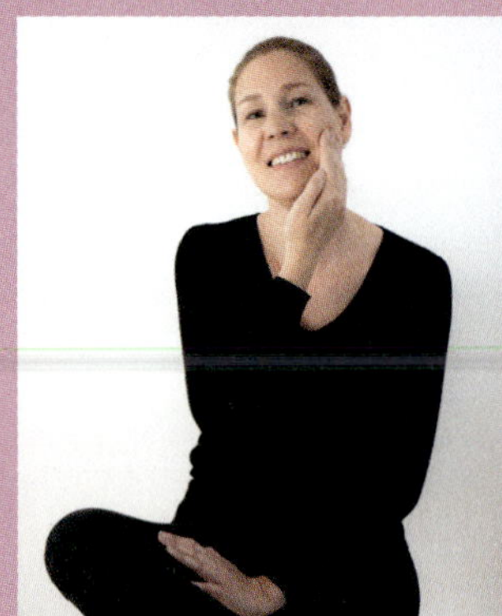

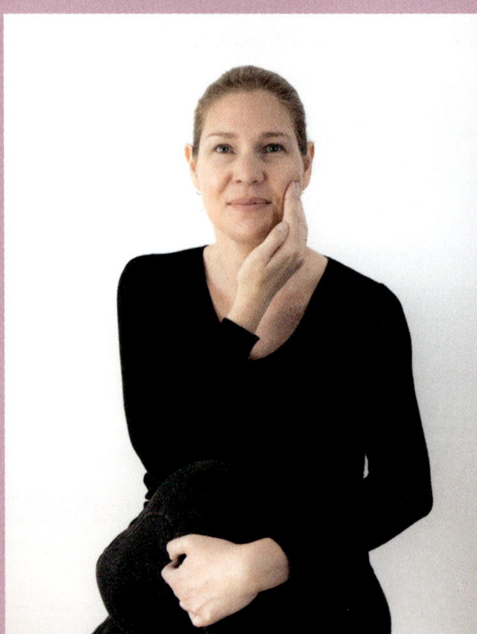

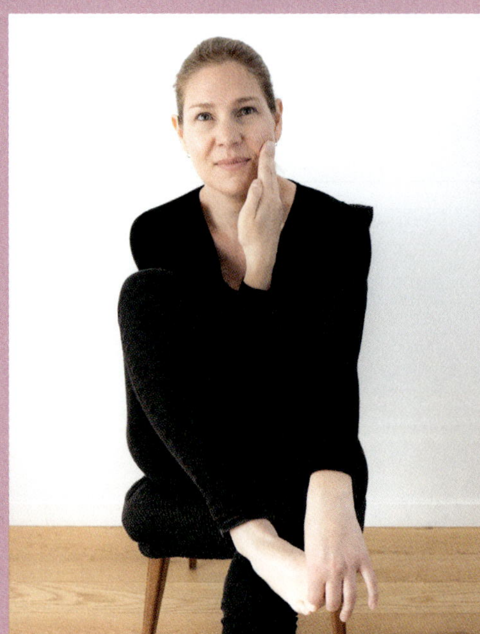

TAG 6
Ritual zum Vorbeugen und Heilen

Große Reinigung

»Seien Sie das Lächeln, indem Sie allen Schmutz, Staub und Dreck abwerfen, und empfangen Sie Ihren Lebensatem.«

Mary Burmeister, *Buch 2*

Manchmal fühlen wir uns wie eine Badewanne. Eine Badewanne, die sich immer weiter mit Wasser füllt, bis sie kurz vor dem Überschwappen ist. Und es würde dazu kommen, wenn es nicht ein kleines Loch ganz oben in der Badewanne gäbe. Dieser einfache und zugleich clevere Mechanismus wird als Überlaufsiphon bezeichnet – und das folgende Ritual hat die gleiche Funktion. Es ist ein unverzichtbares Hilfsmittel, um Ihre körperlichen und psychischen Überlastungen und alle damit verbundenen Risiken wie Burn-out, Müdigkeit, Übergewicht, Stress oder Depressionen abzulassen. Dieses Ritual wird

- die Blase und die Nieren, die Batterien des Lebens, unterstützen,
- Ihre Angst schmelzen lassen (auch alte, tief sitzende oder geerbte Angst),
- die Hypervigilanz (erhöhte Wachheit), die Sie erschöpft, einschränken,
- Prostatabeschwerden vorbeugen und lindern,
- Kopfschmerzen lindern,
- den Augen und Ihrer Sehkraft guttun,

- Ihnen helfen, sich von zu schwerem Gepäck, das Sie und Ihr Leben belastet, zu befreien,
- Ihnen helfen, überflüssige Pfunde zu verlieren,
- Sie dabei unterstützen, Ihren Alltag besser zu gestalten,
- Ihre körperliche, geistige und emotionale Beweglichkeit erleichtern,
- Giftstoffe ausscheiden lassen,
- Rückenschmerzen und -verspannungen lindern,
- Ihren Körper und starre Gedanken flexibler machen,
- die Muskeln unterstützen und lockern (zur Vorbeugung und Erholung, wenn Sie Sport treiben),
- Krämpfen vorbeugen und sie stoppen,
- Ihnen helfen, gelassener zu sein, mehr Vertrauen ins Leben und in Ihr Umfeld zu haben,
- das Loslassen erleichtern,
- Verstopfungen lindern,
- bei Tumoren, zusätzlich zur medizinischen Behandlung, die Rückbildung anregen,
- Sie unterstützen, das Schwere zu tragen,
- das Einschlafen fördern,
- Ihnen behilflich sein, alles abfließen zu lassen, was emotional (Introjektionen, Traumata) und körperlich an Ihnen zehrt, wie Schmerzen oder alter Ballast,
- Sie Erfüllung finden lassen.

Sind Sie bereit für die große Reinigung?

Die Schritte des Rituals

1. Legen Sie Ihre linke Hand unter Ihr Steißbein, ganz unten an der Wirbelsäule, und Ihre rechte Hand auf die linke Seite des Nackens (SES 12 links); sie bleibt hier bis zum Ende des Rituals. Um die richtige Stelle zu finden, visualisieren Sie Ihren Nacken, der durch die Wirbelsäule in zwei Hälften geteilt wird. Dieser Schritt hilft

   - Ihrem gesamten Rücken,
   - bei Ischiasschmerzen,
   - der Atmung,
   - der Gallenblase,
   - bei allen Beschwerden auf dieser Seite des Oberkörpers (und umgekehrt auf der rechten Seite),
   - die Brust zu befreien, und eignet sich daher zur Vorbeugung oder Unterstützung nach Brustkrebs.

2. Bewegen Sie Ihre linke Hand in die linke Kniekehle (SES 8 links). Dieser Schritt bringt Ihnen

   - Energiezufuhr im gesamten Bein,
   - Entspannung der Muskeln,
   - das Lösen von Krämpfen,
   - eine Wiederbelebung der Lymph- und Venenzirkulation im Bein,
   - Entspannung und Erleichterung fürs gesamte Bein.

1.

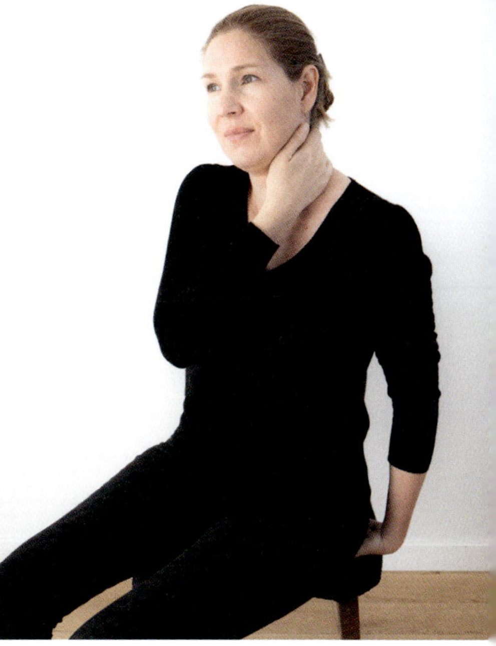

2.

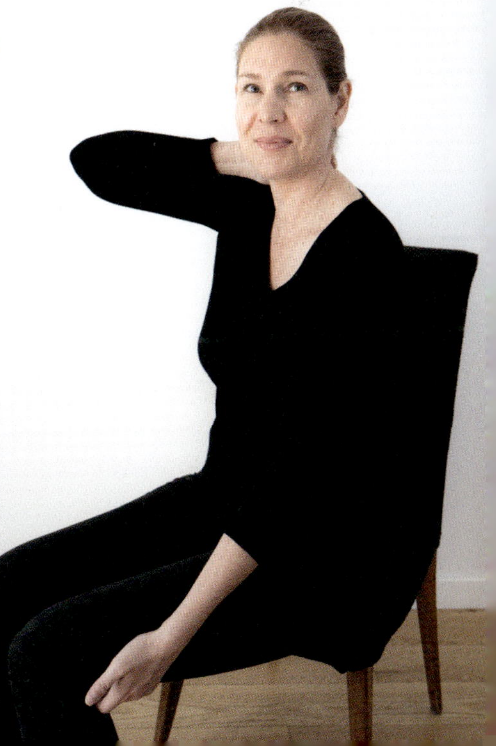

3. Bewegen Sie Ihre linke Hand unter den linken äußeren Knöchel (SES 16 links). Dieser Schritt vermittelt Ihnen

- geistigen Fluss,
- Souveränität beim persönlichen Wachstum,
- die Möglichkeit, ein zu schweres Erbe loszulassen, um etwas Neues, Eigenes aufzubauen,
- Harmonie in der gesamten Seite, die von oben nach unten und von unten nach oben bearbeitet wird,
- eine bessere Sicht, im wörtlichen als auch im übertragenen Sinn,
- eine Verstärkung Ihrer Zähne und Entspannung des Kiefers,
- optimale Heilkraft,
- Unterstützung der Fortpflanzungsorgane,
- Unterstützung der Fruchtbarkeit,
- psychologische und physiologische Unterstützung nach sexuellen Traumata.

3.

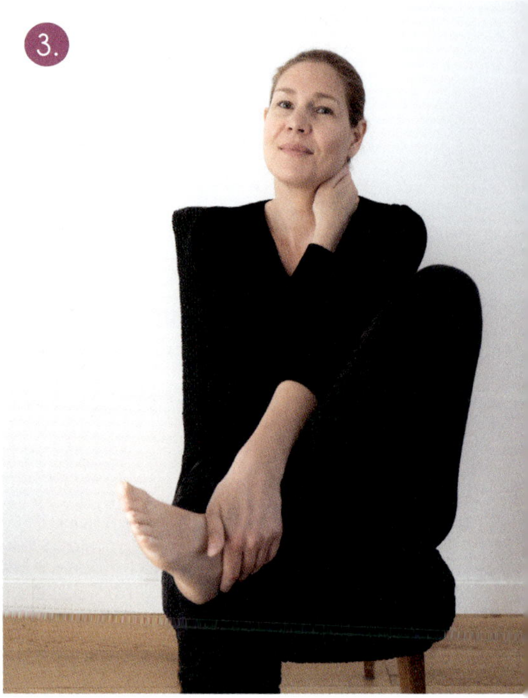

4. Gehen Sie mit Ihrer linken Hand zu Ihrem linken kleinen Zeh und halten Sie ihn oben und unten oder seitlich – oder beides nacheinander. Dieser Schritt

- unterstützt die Nieren und die Blase,
- hilft beim Lösen tief sitzender Ängste,
- wirkt beruhigend,
- hilft beim Einschlafen,

4.

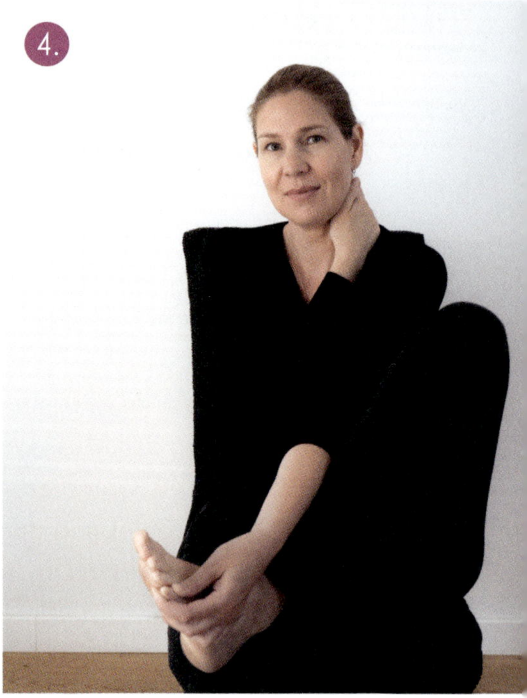

- unterstützt die Zirkulation der Körperflüssigkeiten,
- hilft beim Bekämpfen von Harnwegsinfektionen.

Für die rechte Seite: Legen Sie die rechte Hand unter das Steißbein und die linke Hand auf die rechte Seite des Nackens (SES 12 rechts). Bewegen Sie diese bis zum Ende des Strömens nicht mehr von hier weg. Die rechte Hand unter das rechte Knie (SES 8 rechts) legen, dann unter den rechten äußeren Knöchel (SES 16 rechts); zum Schluss hält die rechte Hand den rechten kleinen Zeh.

ZUR PRAXIS

Dies ist mein liebstes Schlafritual. Ich führe es täglich durch, weil es wirklich sehr effektiv ist, um den Tag hinter sich zu lassen, ohne auf den nächsten zu schauen. Es hilft, den Vagusnerv zu entspannen und Sorgen loszulassen und alles, was das Unterbewusstsein sonst noch im Kopf herumwirbeln lässt.

Außerdem entspannt dieses Strömen die Muskeln fast sofort – und je öfter es praktiziert wird, desto schneller und tiefer ist die Wirkung. Träumen Sie süß! Wie bei Ritual 4 (Seite 72) und Ritual 5 (Seite 78) gibt es auch hier eine tolle Kurzversion: Halten Sie den ersten Schritt, solange Sie Zeit haben.

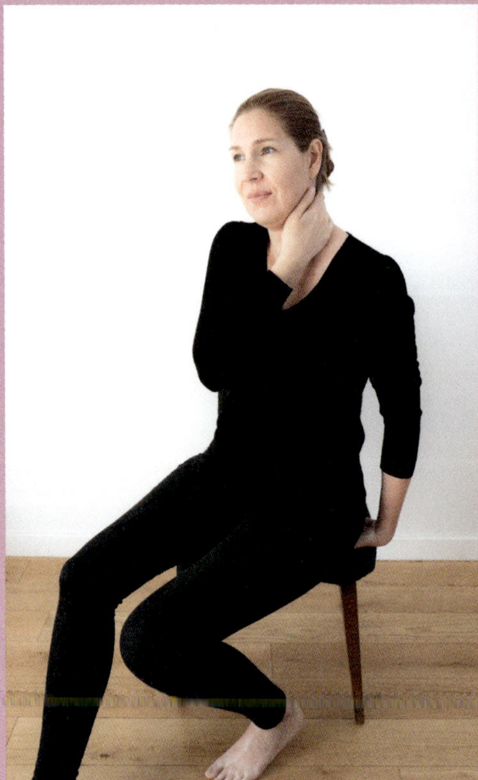

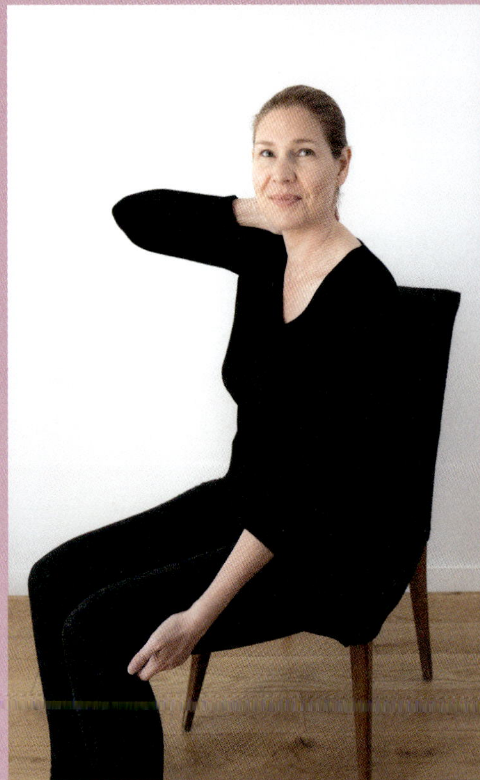

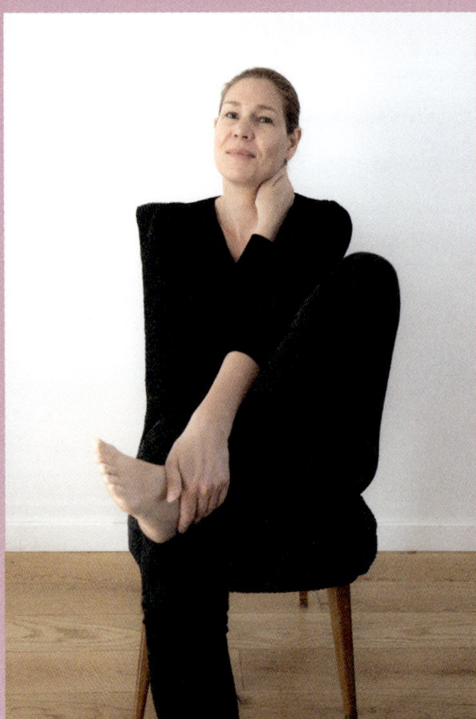

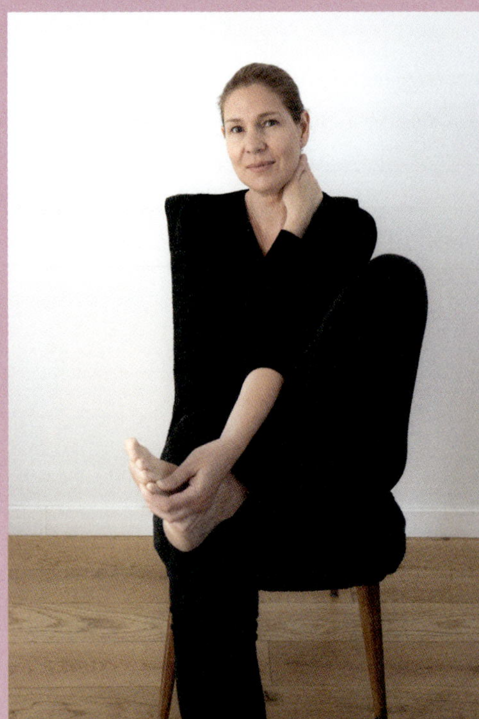

TAG 7
Ritual zum Vorbeugen und Heilen

Mein Rücken, meine Kraft

»Wenn der freie Fluss von Denkprozessen und Emotionen gestört wird, kann das den Rücken schwächen und belasten.«

Mary Burmeister, *Buch 3*

Das vorangegangene Ritual war bereits ein großer Verbündeter ihrer Rückengesundheit, daher werden wir diesen Weg weitergehen, damit Rückenprobleme für Sie nur noch der Vergangenheit angehören. Sie werden sehen, dass dieser Flow auch nach langen Autofahrten, die der Rücken gar nicht mag, Wunder wirkt!

Wenn Sie einen Blick auf dieses Ritual werfen, haben Sie vielleicht den Eindruck, dass es nur am unteren Teil Ihres Rückens arbeitet – und es stimmt, dass es sich hervorragend bei Schmerzen dort eignet –, aber keine Sorge, dabei wird trotzdem Ihr gesamter Rücken genährt.

Das Ritual kann auch auf einem Stuhl durchgeführt werden, um einen schmerzenden Rücken nicht zu sehr zu beanspruchen. Und ich teile auch eine Variante mit Ihnen, die bei Schmerzen einfacher und diskreter anzuwenden ist und überall durchgeführt werden kann, zur Vorbeugung oder für den akuten Fall. Sie können beide Varianten auch nacheinander durchführen. Alle Schritte dieses Rituals zielen darauf ab,

- die Lendenwirbelsäule und den gesamten Rücken zu entlasten,
- Ihrem Rücken Flexibilität zu schenken,
- Ihnen viel Energie zu verleihen,
- Ihre Atmung zu unterstützen, für einen besseren allgemeinen Energiefluss,
- die Hüfte und den Psoas zu entlasten,
- die Beweglichkeit der Beine zu unterstützen,
- Rückenschmerzen im Allgemeinen zu lindern.

Die Schritte des Rituals

1. Halten Sie jeden Schritt mindestens eine Minute lang. Legen Sie Ihre rechte Hand unter das Fußgewölbe Ihres linken Fußes (SES 6) – dort bleibt sie für den Rest des Rituals – und Ihre linke Hand auf die Mitte Ihrer linken Pobacke (unterhalb von SES 2 und oberhalb von SES 25).

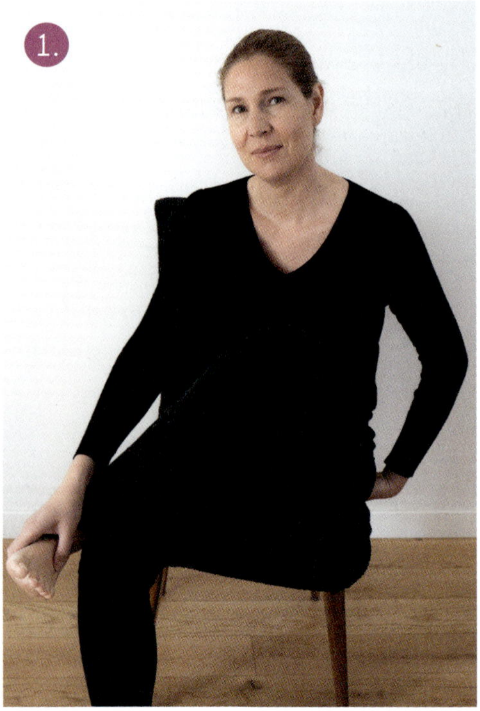

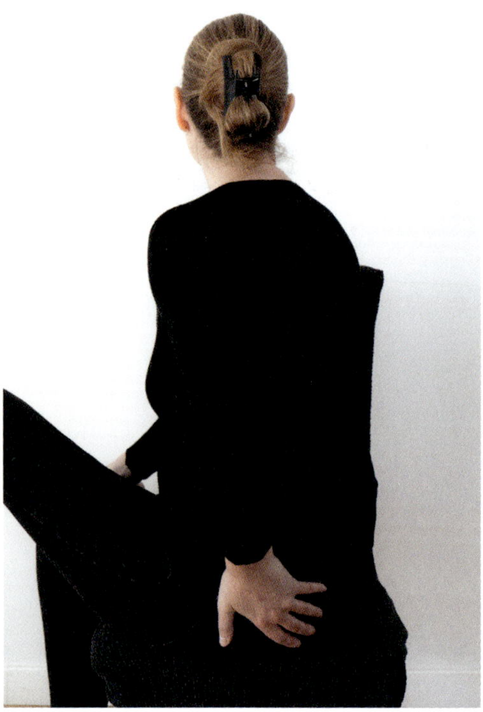

2. Ihre rechte Hand bleibt an Ort und Stelle unter dem linken Fuß, und Ihre linke Hand wandert von Ihrem Gesäß Zentimeter für Zentimeter nach oben in Richtung des Beckenkamms (SES 2). Hier können Sie gerne auch länger verweilen.

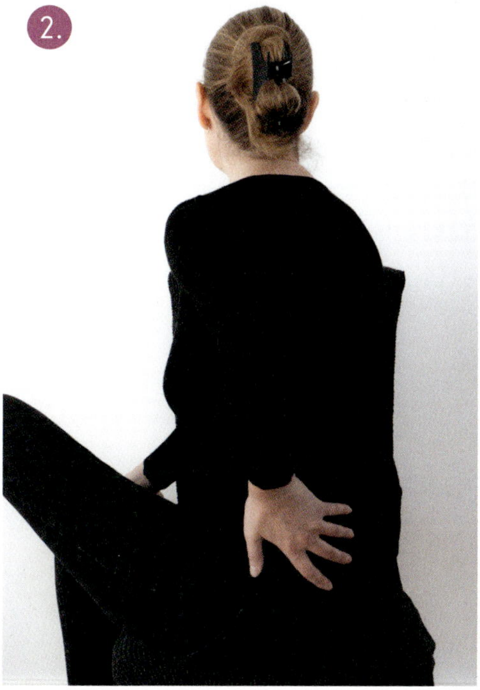

Für die rechte Seite: Umfassen Sie mit der linken Hand das rechte Fußgewölbe (SES 6 rechts), wo sie für den Rest des Rituals bleibt, gleichzeitig liegt die rechte Hand auf der Mitte Ihrer rechten Pobacke (SES 25 rechts). Bewegen Sie Ihre rechte Hand Zentimeter für Zentimeter in Richtung Ihrer rechten Hüfte; dann bleibt sie auf Ihrem rechten Beckenkamm (SES 2 rechts) liegen.

Variante: Bei der Arbeit beispielsweise können Sie Ihre Hände diskret auf die Beckenkämme legen (rechte Hand auf die rechte Hüfte; linke Hand auf die linke Hüfte), 5 bis 20 Minuten lang. Wechseln Sie dann die Position Ihrer Hände (rechte Hand auf die linke Hüfte; linke Hand auf die rechte Hüfte) für weitere 5 bis 20 Minuten. Das ist sehr wirksam gegen Rückenschmerzen. Für mehr Bequemlichkeit, insbesondere im Liegen, können Sie auch Ihre Handrücken auf Ihre Hüften legen.

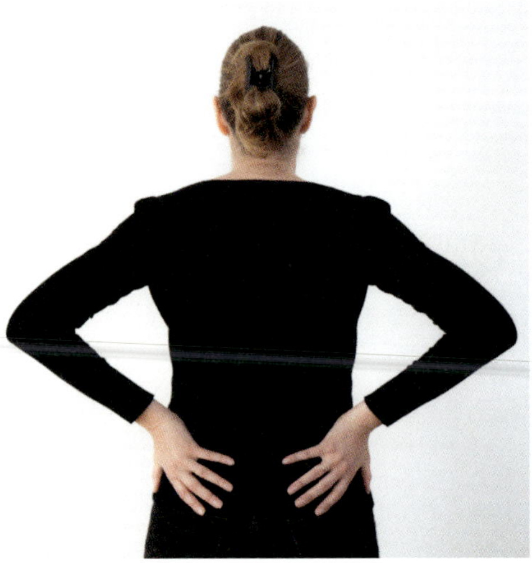

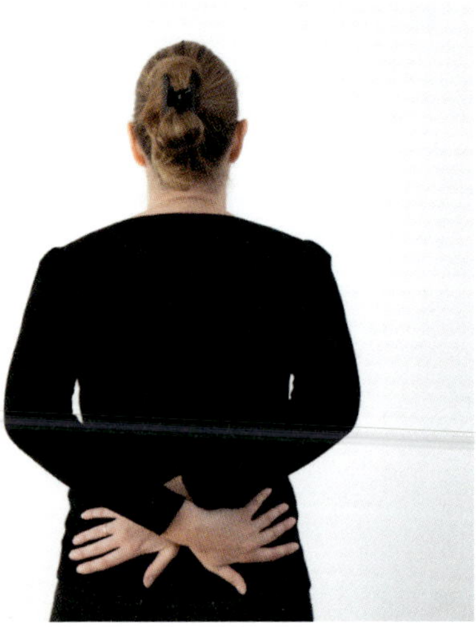

ZUR PRAXIS

Wenn Sie völlig blockiert oder bettlägerig sind oder einfach jeden Tag etwas für Ihren Rücken tun wollen, können Sie Ihre Zeigefinger nacheinander 10 bis 20 Minuten lang auf jeder Seite halten. Das ist ein einfacher und effektiver Quick Fix für jedes Rückenproblem. Bonus: Sie beugen damit auch Krämpfen vor.

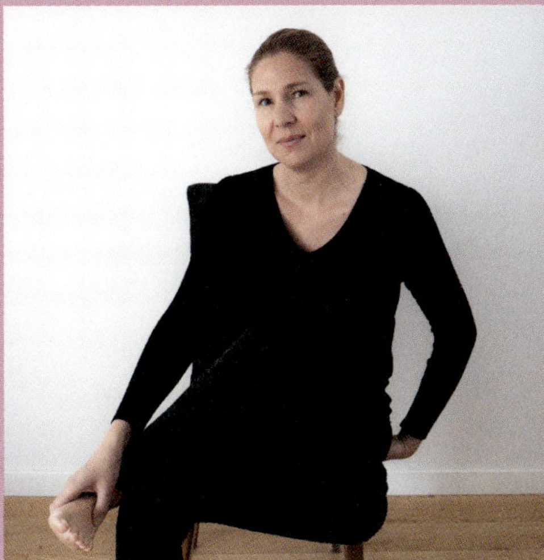

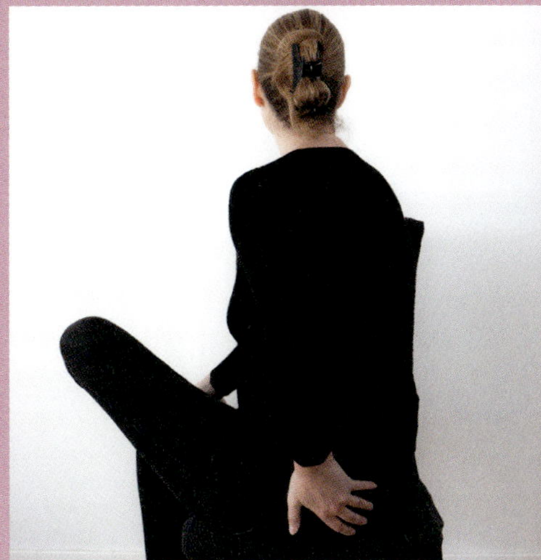

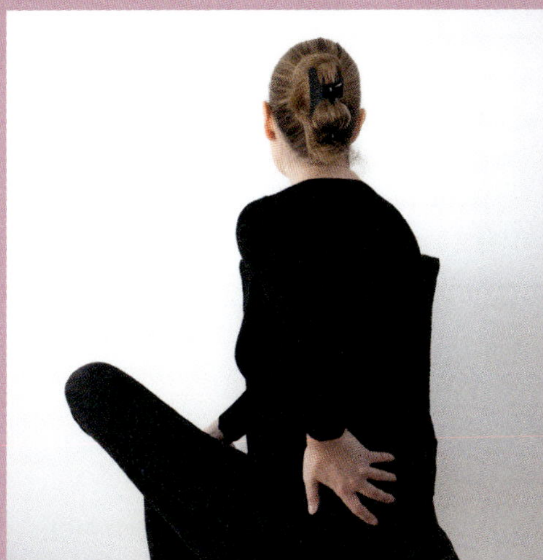

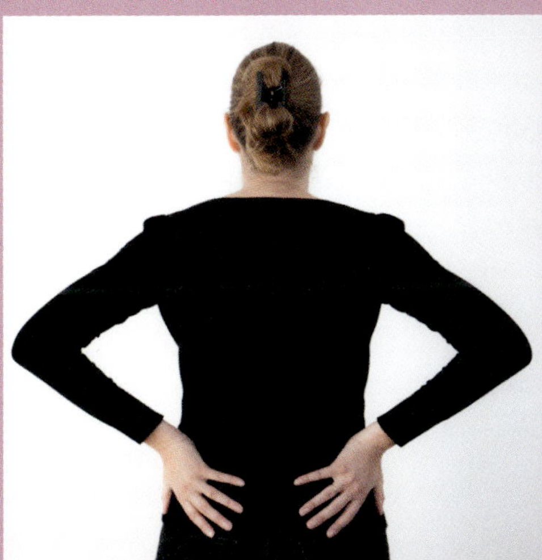

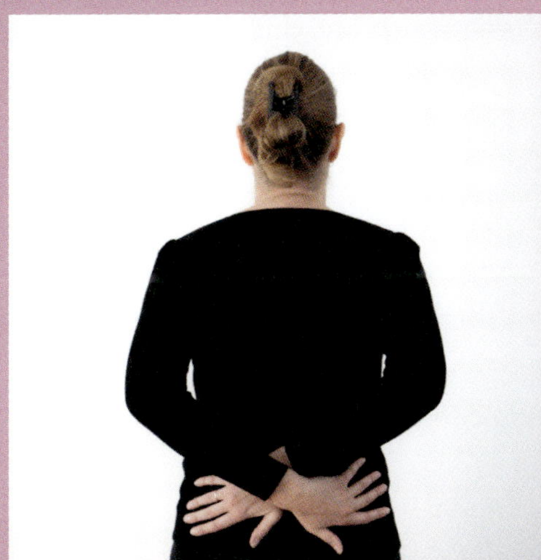

TAG 8
Loslassritual

Von Kopf bis Fuß

*»Lächle. Lass die Schultern hängen. Entspann dich.
Lass die Schultern bis in die Zehen hinein schmelzen.«*

Mary Burmeister, *Buch 3*

Sie hatten sicher schon einmal das Gefühl, dass Ihr Kopf Tonnen wiegt. Mit diesem Ritual können Sie diese Last mithilfe Ihrer Füße loswerden! Es ist ein bisschen wie ein Fußbad am Abend, aber mit tiefgreifenden Auswirkungen auf alle Ebenen Ihres Wesens und ohne dass Sie sich um die Logistik (Schüssel, Wasser, Handtücher) kümmern müssen. Auch hier sind Ihre Hände (und natürlich Ihre Füße, aber das wussten Sie ja schon) Ihr einziges Werkzeug. Dies ist ein Ritual zur Tiefenreinigung, wenn

- Sie sich mental und körperlich müde fühlen,
- die mentale Belastung überhandnimmt und Sie vom Leben abhält,
- Sie das Gefühl haben, dass alles zu schnell geht.

Alle Schritte dieses Rituals zielen darauf ab,

- die Atmung zu unterstützen,
- den Schlaf zu fördern,

- bei Schwindel das Gleichgewicht wiederzufinden,
- Verspannungen im Oberkörper zu lockern (Schulter, Schlüsselbein),
- Verspannungen und Belastungen der Hüften und des Rückens zu lindern,
- Engegefühle in der Brust loszuwerden,
- Beschwerden im Verdauungstrakt zu lindern,
- die zwölf lebenswichtigen Organe zu unterstützen,
- die Wahrnehmung zu schärfen,
- eine tiefe Entspannung zu fördern,
- den Geist zu reinigen,
- körperliche und emotionale Spannungen loszulassen.

Die Schritte des Rituals

1. Legen Sie die Fingerspitzen der linken Hand unter die Sohle des linken Fußes (SES 6) und lassen Sie Ihren Daumen auf der Mitte des Fußrückens ruhen. Atmen Sie in dieser Position 9 Atemzyklen lang.

2. Platzieren Sie Ihren Daumen auf dem Zwischenraum zwischen dem großen Zeh und dem zweiten Zeh. Bleiben Sie eine Weile hier, etwa 3 oder 9 volle Atemzüge. Wenn sich der Bereich schmerzhaft oder angespannt anfühlt, bleiben Sie, bis diese Empfindungen nachlassen.

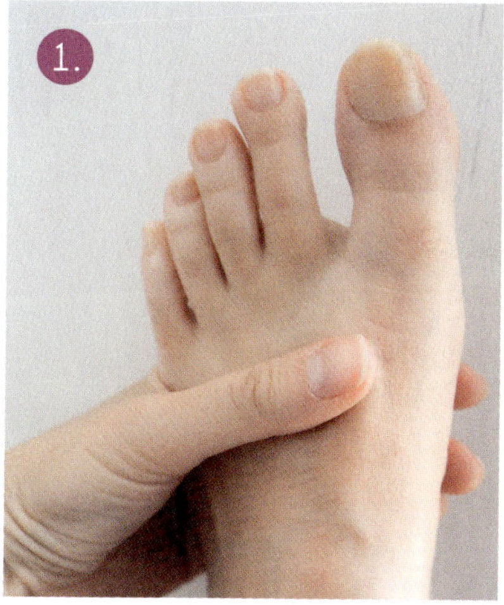

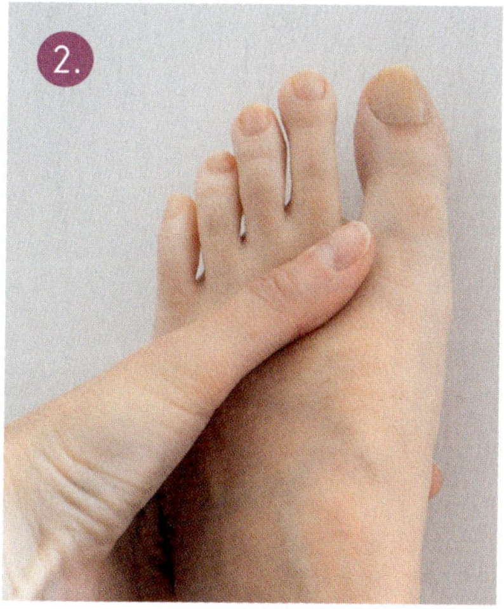

3. Machen Sie weiter, indem Sie Ihren Daumen Zentimeter für Zentimeter über den Fußrücken in Richtung Knöchel hochziehen und dabei der Vertiefung der Mittelfußknochen zwischen dem großen und dem zweiten Zeh folgen. Gehen Sie so weit hoch, bis Sie den Knochen des Fußrückens unter Ihren Fingern spüren. Nehmen Sie sich für jeden kleinen Bereich ausreichend Zeit und üben Sie keinen Druck aus, da dieser Bereich sehr empfindlich oder sogar schmerzhaft sein kann.

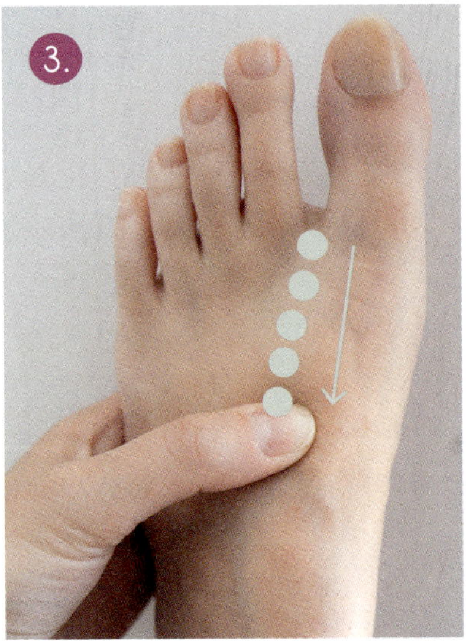

4. Fahren Sie auf dieselbe Art mit den Vertiefungen zwischen dem zweiten und dem mittleren Zeh fort, dann zwischen dem dritten und dem vierten und schließlich zwischen dem vierten und dem kleinen linken Zeh.

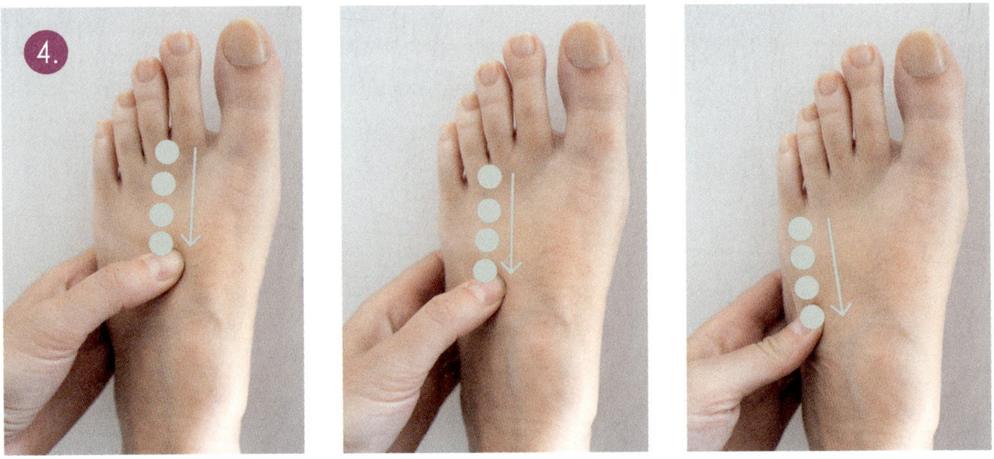

Legen Sie eine Pause von einigen Atemzügen ein, bevor Sie mit dem anderen Fuß fortfahren.

Für die rechte Seite: Legen Sie die Finger der rechten Hand (ohne Daumen) unter das Fußgewölbe (SES 6 rechts): Sie bleiben dort bis zum Ende des Rituals; der rechte Daumen bewegt sich zunächst Zentimeter für Zentimeter in Richtung Knöchel in der Vertiefung zwischen dem großen und dem zweiten rechten Zeh nach oben und dann auf dieselbe Art zwischen dem zweiten und dem mittleren Zeh sowie zwischen dem dritten und dem vierten Zeh. Zum Schluss bewegen Sie den rechten Daumen in der Vertiefung zwischen dem vierten und dem kleinen rechten Zeh nach oben.

Sie können dieses Ritual bei Bedarf auch an beiden Füßen gleichzeitig durchführen. Besser ist es aber, wenn Sie sich mit einem Fuß nach dem anderen beschäftigen. Sie werden nämlich feststellen, dass bestimmte Bereiche auf jeder Seite unterschiedlich schnell reagieren, und es ist auch angenehmer, sich auf die Eigenschaften jedes einzelnen Fußes einzulassen.

ZUR PRAXIS

Dieses Ritual können Sie mit der ganzen Familie zum Tagesabschluss auf dem Sofa zelebrieren. Es ist auch eine gute Möglichkeit, sich auf einen entspannten Schlaf vorzubereiten. Die Füße haben die Kraft, den Kopf zu entspannen und das Einschlafen sowie die Tiefe des Schlafs zu fördern. Also, ran an die Füße!

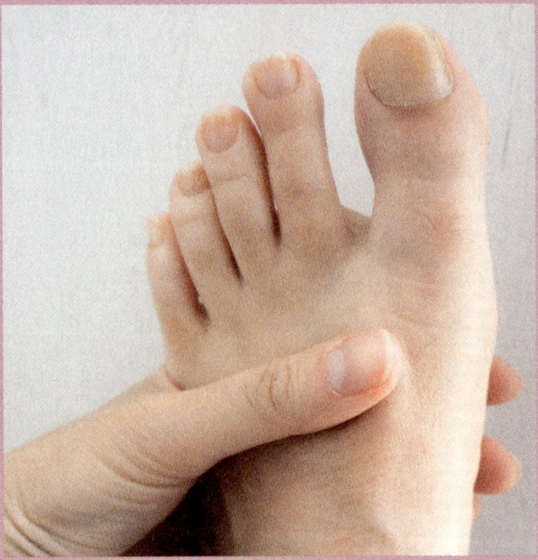

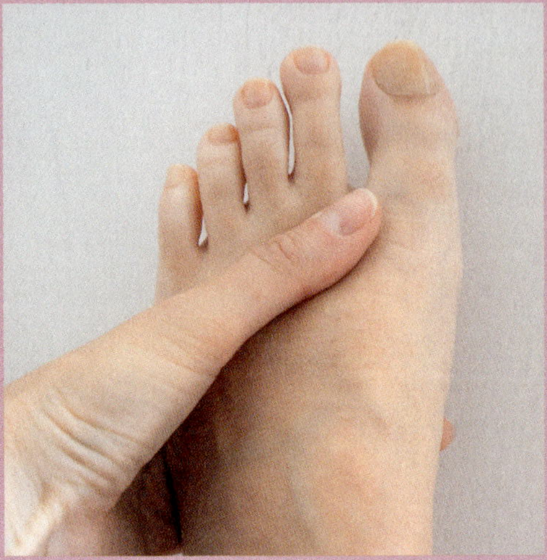

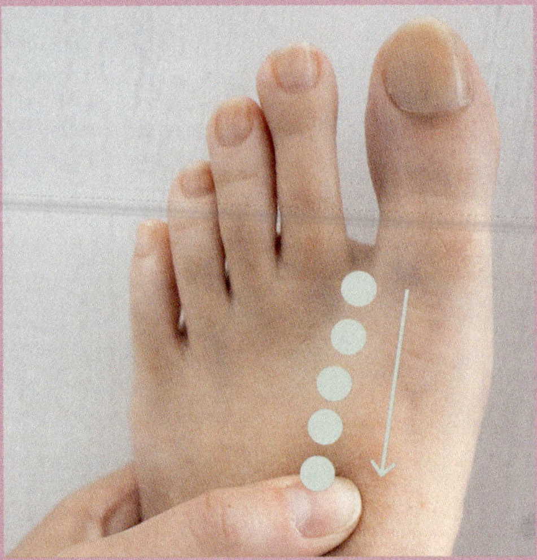

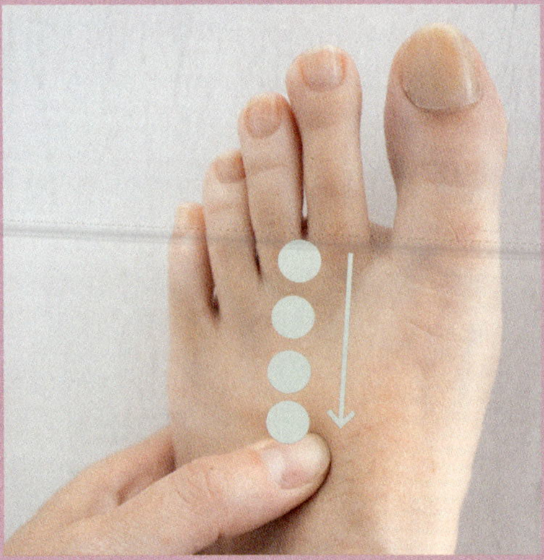

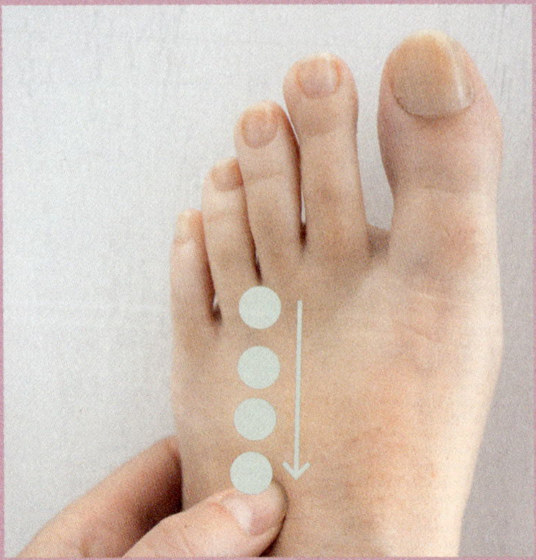

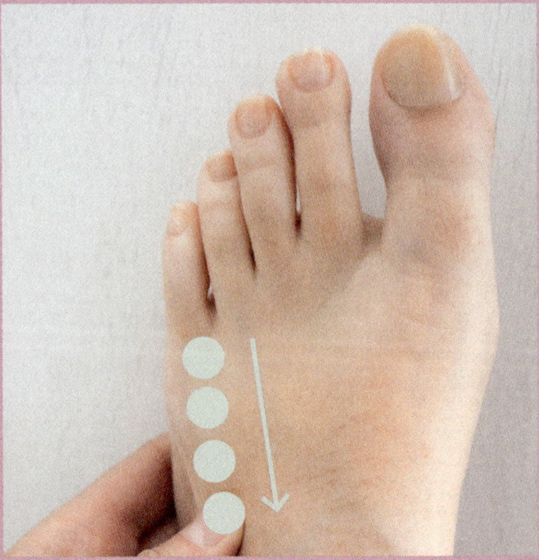

TAG 9
Verankerungsritual
Selbstumarmung

»Ich bin genau richtig. Jeden Tag bin ich vollkommen.«

Mary Burmeister, *What Mary Says, …*

Umarmungen gibt es für jeden Geschmack und aller Art, ganze Bücher sind ihnen sogar gewidmet. Das ist kein Zufall, denn sie

- kurbeln die Produktion von Oxytocin (das Hormon der Liebe und des Wohlbefindens) an,
- mildern Stresssymptome,
- schützen vor bestimmten saisonalen Viren,
- sind unverzichtbar für das Überleben von Säuglingen,
- fördern die nonverbale Kommunikation zwischen Menschen, aber auch mit Tieren,
- wirken Depressionen entgegen,
- normalisieren den Blutdruck und den Herzrhythmus.

Stellen Sie sich also vor, Sie könnten die Vorteile des Kuschelns mit denen des Jin Shin Jyutsu kombinieren. Genau das bietet dieses Ritual der Selbstumarmung! Ich stelle es in seiner ursprünglichen Form und in einer Variante für Personen mit Bewegungseinschränkungen in den oberen Gliedmaßen vor. Viel Spaß beim Umarmen!

Das Ritual

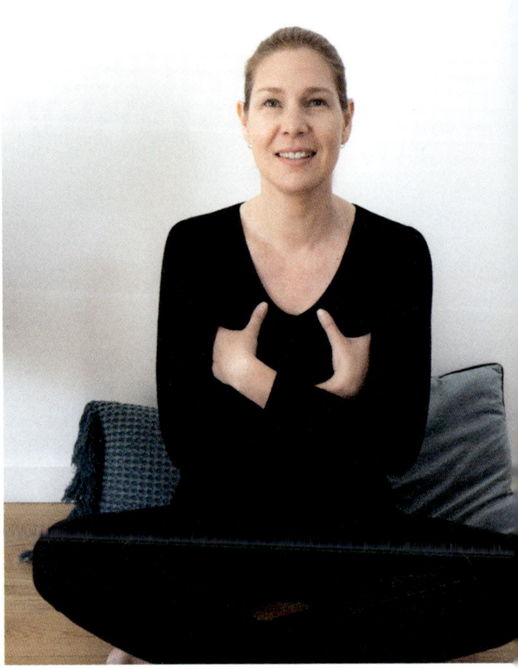

Legen Sie Ihre rechte Hand in Ihre linke Achselhöhle, sodass Ihre Fingerspitzen die Außenkante Ihres linken Schulterblatts berühren (SES 26 links). Machen Sie genau das Gleiche mit Ihrer linken Hand, indem Sie sie in die rechte Achselhöhle zum äußeren Rand Ihres rechten Schulterblatts führen (SES 26 rechts). Lassen Sie Ihre Daumen auf der Vorderseite des Körpers zwischen Schlüsselbein und Brust (zwischen SES 22 und SES 13) auf jeder Seite ruhen, wie es Ihnen behagt. Dieser Schritt unterstützt

- die vollständige Harmonie,
- die gänzliche Beruhigung,
- Ihre Lebensenergie,
- die Verbindung zwischen Vergangenheit, Gegenwart und Zukunft,
- die gute Zirkulation der Lymphe im ganzen Körper,
- die Atmung,
- die Rekonvaleszenz nach Brustkrebs,
- Ihre Selbstliebe und die Liebe, die Sie anderen entgegenbringen,
- ein positiveres Bild von sich selbst,
- Ihr inneres Kind,
- das Verzeihen,
- die Regeneration und das Jungbleiben Ihrer Zellen,
- die Kreativität,
- die Verdauung und Ausscheidung,
- das Herz,
- die Lunge,
- das Immunsystem,
- den Beckengürtel.

Wenn Sie sich in dieser Position befinden, lassen Sie sich vom Rhythmus Ihres Atems wiegen, ohne ihn zu erzwingen oder zu bewerten. Seien Sie einfach da, ohne eine andere Absicht als diese!

Variante: Diese Selbstumarmung können Sie auch nacheinander auf der linken und der rechten Seite ausführen, zum Beispiel wenn Ihre Beweglichkeit eingeschränkt ist oder einfach nur, weil es Ihnen gefällt.

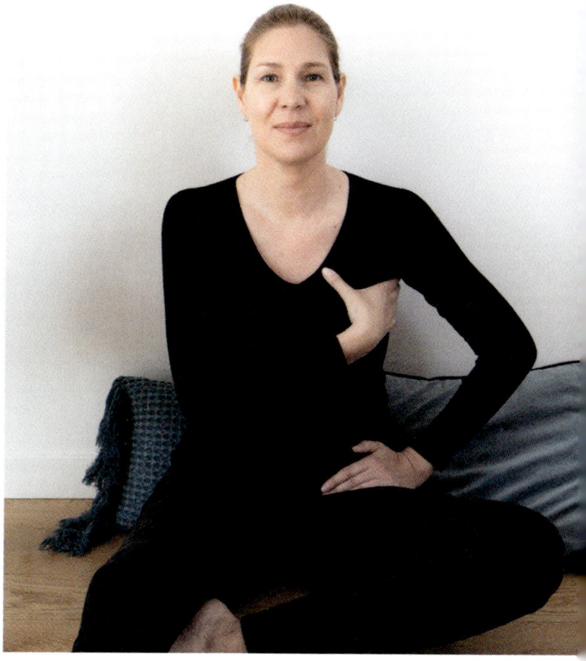

Der Ausgangspunkt bleibt derselbe: Die rechte Hand liegt unterhalb der linken Achselhöhle (SES 26 links), wobei sich der Daumen auf der Vorderseite des Körpers befindet. Aber anstatt das Gleiche auf der anderen Seite zu tun, legen Sie einfach Ihre linke Hand auf die linke Leistenbeuge (SES 15 links). Dadurch wird die Wirkung der Stellung verstärkt und Sie erhalten Entspannung und Energie.

Verbleiben Sie so für die gewünschte Zeit und wechseln Sie dann zur rechten Seite: Die linke Hand ruht unter der rechten Achselhöhle (SES 26 rechts), die rechte Hand auf der rechten Leistenbeuge (SES 15 rechts). Sie können sich auch an einem Tag der einen Seite und am nächsten Tag der anderen widmen – es ist Ihre Praxis, Ihr Rhythmus, Ihre Kreativität!

ZUR PRAXIS

Dieses Ritual ist ein guter Ersatz für den Hauptzentralstrom (Ritual 1, Seite 49). Denn es konzentriert sich ebenfalls auf das Innere und die Atmung, um Ihre Energie vollständig zu harmonisieren. Da es weniger detailliert ist als das Ritual 1, aber dennoch kraftvoll und unauffällig, lässt es sich leicht in eine Bus- oder U-Bahn-Fahrt einbauen. Gute Fahrt!

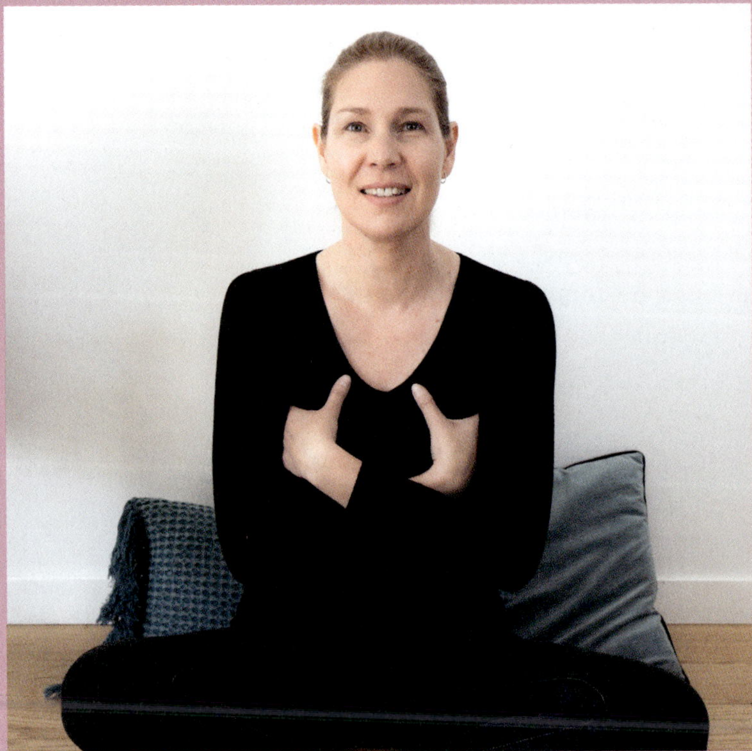

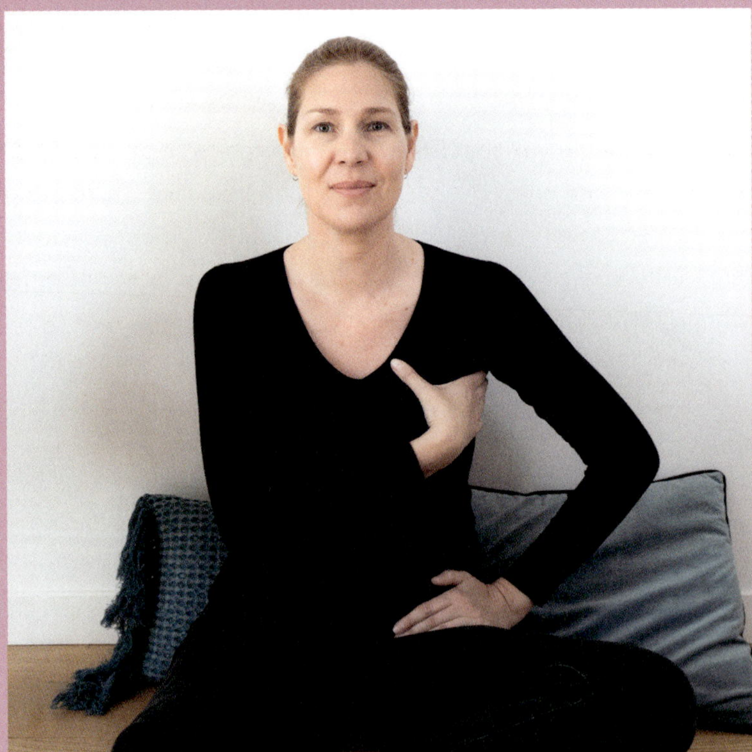

TAG 10
Ritual für mehr Energie

Daumenhalten

»Die Daumen bringen Harmonie in die Alltagssorgen und Ängste der Menschheit.«

Mary Burmeister, *Buch 3*

Als ich einmal eingeladen wurde, einen Workshop zu leiten und Jin Shin Jyutsu vorzustellen, schloss ich mit folgenden Worten: »Wenn Sie sich heute nur eine Sache merken, dann diese: Halten Sie Ihren Daumen fest, er ist der Schlüssel zu Ihrer Energie.« Nach dem Vortrag kam eine junge Frau zu mir und sagte: »Es ist wahr! Es stimmt, dass Daumenhalten der Schlüssel ist! So habe ich meine drei Kinder geboren.« Und sie zeigte mir ihre Daumen, die von ihren anderen Fingern wie ein Wrap umwickelt wurden. »Und wissen Sie warum? Weil ich diese Geste von einer Großmutter habe, die mir gesagt hat: ›Was auch immer in deinem Leben passiert, halte deine Daumen und es wird dir gut gehen.‹ Und das hat bei den Geburten funktioniert.« Dann fügte sie lächelnd hinzu: »Es stimmt also, dass das Jin Shin Jyutsu angeboren ist.« Diesen Austausch werde ich nie vergessen!

Also, auch wenn das Halten des Daumens sehr einfach erscheinen mag, vergessen Sie nicht, dass die Daumen im Jin Shin Jyutsu wie auch sonst im Leben wesentlich sind. Sie helfen der Haut, der Atmung, dem Kopf, der Verdauung, der Psyche, der Lebensenergie sowie allen Organen. Kein Wunder, dass Babys an ihren Daumen lutschen und so viele Erwachsene sie beim Gehen oder sogar beim Schlafen immer noch in ihren Fäusten halten.

Das Ritual, das ich hier mit Ihnen teile, geht jedoch viel weiter. Es bezieht sich auf drei verschiedene Bereiche des Daumens, die auf ein sehr wichtiges Konzept im Jin Shin Jyutsu zurückgehen, nämlich das der drei Linien:

- **Die Brustlinie**: stellt den Geist, das Bewusstsein und die Physio-Philosophie dar.
- **Die Taillenlinie:** bezieht sich auf das Mentale, das Emotionale, das Verständnis und die Physio-Psychologie.
- **Die Hüftlinie:** veranschaulicht den Körper, die Anwendung und die Physio-Physiologie.

Im Jin Shin Jyutsu sind unsere »drei Linien« im Körper nach dem Prinzip des Fraktals unendlich dekliniert. Das bedeutet: Egal welche Stelle Sie harmonisieren – ein Sicherheitsenergieschloss, einen Zeh, einen bestimmten Körperbereich –, Sie können sie als ein Abbild dieser drei Bereiche visualisieren.

Die Basis oder der untere Teil eines Bereichs stellt die Hüftlinie dar, die Mitte die Taillenlinie und der obere Teil die Brustlinie. So können Sie Ihre Harmonisierung je nach Ihren täglichen Wünschen und Bedürfnissen verfeinern! Wenn Sie etwa an der Basis Ihrer Handfläche bleiben, arbeiten Sie mehr am Körper, gehen Sie weiter nach oben, arbeiten Sie eher an Ihrem Bewusstsein. Mit dem Konzept der Linien öffnet sich eine ganze Palette von Nuancen, also bedenken Sie: Sie selbst sind Künstler*in!

Und damit das alles nicht so theoretisch klingt, schlage ich die visuelle Darstellung dieser drei Bereiche in Form eines Baumes vor. Eines umgekehrten Baums natürlich, denn ja, unsere Wurzeln sind himmlisch! Wir sind Sternenstaub, und unser Bewusstsein, auch wenn es einzigartig und individuell ist, wird letztlich aus dem universellen Bewusstsein abgeleitet. Unsere Wurzeln sind also der Himmel, unsere Menschlichkeit bildet den Stamm, denn unser Status als Menschen liegt zwischen Himmel und Erde, und unser Laub sowie unsere Früchte stehen symbolisch für unsere irdische Freude – das Leben auf der Erde im Gleichgewicht von Geist und Menschlichkeit, im Bewusstsein der Freude!

Physio-Philosophie

Unsere Wurzeln sind himmlisch,
wir kommen aus dem Weltraum.

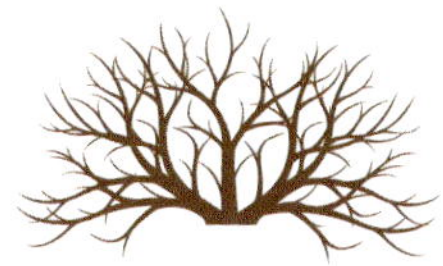

Physio-Psychologie

Unser Stamm ist unser Leben als Mensch,
unsere Gefühle die Verbindung zwischen Himmel und Erde.

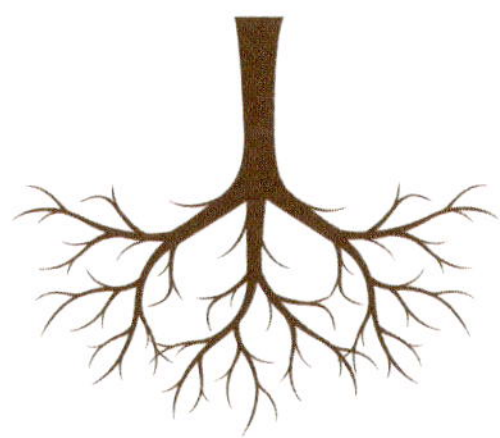

Physio-Physiologie

Unsere Blätter und Früchte
sind unsere physischen Handlungen auf der Erde.

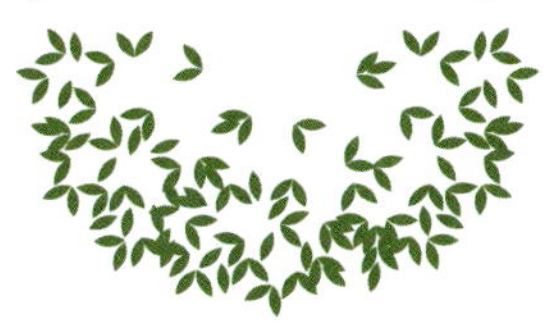

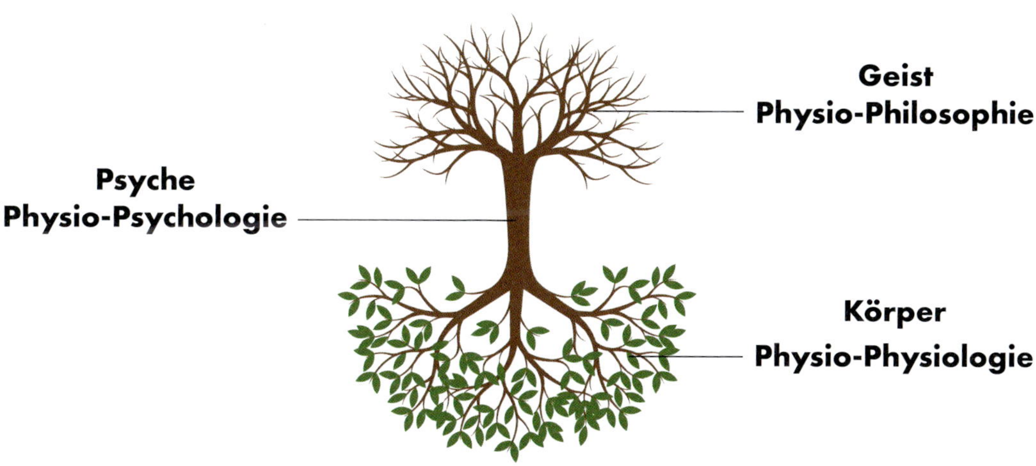

Aber nun ist Schluss mit der Theorie! Die Erklärungen waren so lang, wie das Ritual einfach ist: Sie müssen nur jeden Bereich Ihres Daumens 5 bis 10 Minuten lang halten, um einen Hyperboost-Effekt zu erzielen. Das ist ein sanfter, natürlicher und idealer Ersatz für Koffein! Wenn Sie einen Tag mit diesem Ritual beginnen, kann ich Ihnen versichern, dass Sie neue Energie gewinnen werden. Dieses Ritual fördert

- das allgemeine Wohlbefinden,
- den Abbau von Müdigkeit,
- die Atmung,
- den Schlaf,
- die Verdauung,
- die zwölf lebenswichtigen Organe,
- den Abbau von physischem und emotionalem Stress,
- die Schönheit und Gesundheit der Haut,
- die Linderung von Kopfschmerzen.

Die Schritte des Rituals

1. Halten Sie mit Ihrer rechten Hand die Basis, also den Ballen, Ihres linken Daumens (die *Eminentia thenaris*, falls Ihnen das etwas sagt) vom Handgelenk bis zum Zwischenraum zwischen Daumen und Zeigefinger. Dieser Schritt hilft

   - dem Körper,
   - der Verankerung,
   - dem Element Erde in Ihnen,
   - der Verdauung,
   - bei jeglicher Art von Schmerz oder Störung im unteren Körperbereich, speziell von Hüften, Beinen und Füßen ausgehend.

2. Halten Sie dann mit zwei Fingern das mittlere Fingerglied Ihres linken Daumens. Dieser Schritt hilft

   - beim Verständnis des Lebens,
   - bei jeglicher Art der Störung im Körperzentrum,
   - der körperlichen und emotionalen Verdauung,
   - bei Lebensveränderungen und Anpassung,
   - der Verbindung zwischen Kopf und Körper,
   - bei der Beruhigung.

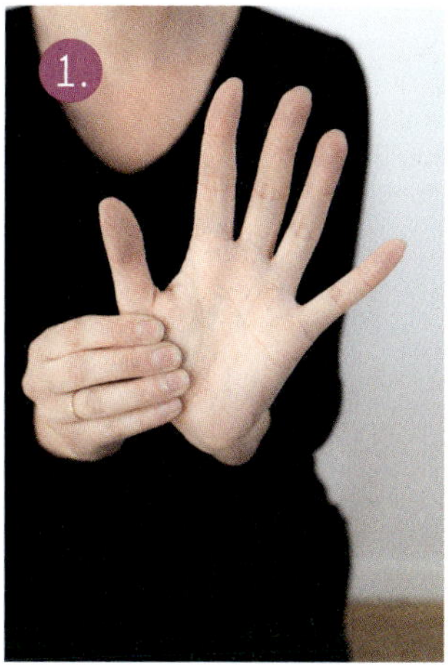

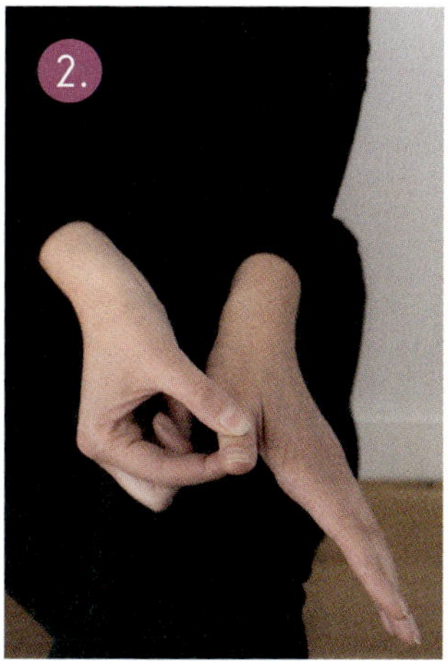

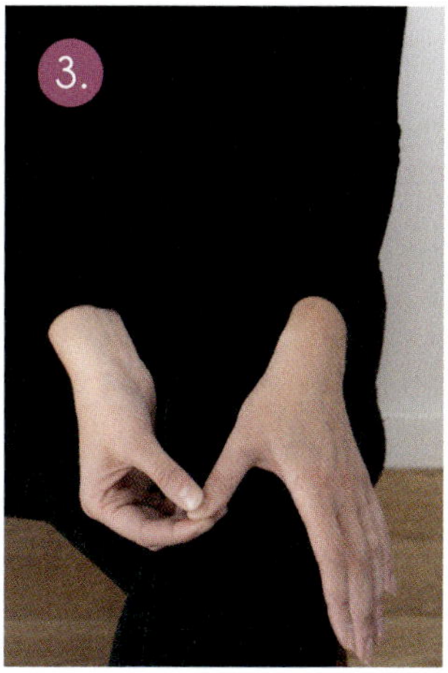

3. Die rechte Hand beendet das Ritual, indem sie die Kuppe des linken Daumens hält. Dieser Schritt hilft

- dem Geist, klar zu bleiben,
- der Intuition,
- dem Urteilsvermögen,
- bei Schmerzen im Oberkörper,
- der Atmung,
- dem Gefühl von Sicherheit und Verbundenheit.

Legen Sie eine Pause ein und machen Sie dann mit der anderen Seite weiter oder heben Sie es sich für den Abend oder den nächsten Tag auf.

Für die rechte Seite: Nehmen Sie den rechten Daumenballen zwischen die Finger der linken Hand, dann das Mittelglied und zum Schluss die rechte Daumenkuppe.

ZUR PRAXIS

Es spielt keine Rolle, wie Sie Ihren Daumen halten, ob Sie ihn mit der anderen Hand halten oder ihn mit den Fingern derselben Hand umwickeln, das Wichtigste ist einfach, dass Sie *Ihr* Daumenritual in Ihre tägliche Gesundheitsroutine aufnehmen. Ein erstaunliches Fitnessgeheimnis, das doch schon seit Generationen rund um den Globus bekannt ist.

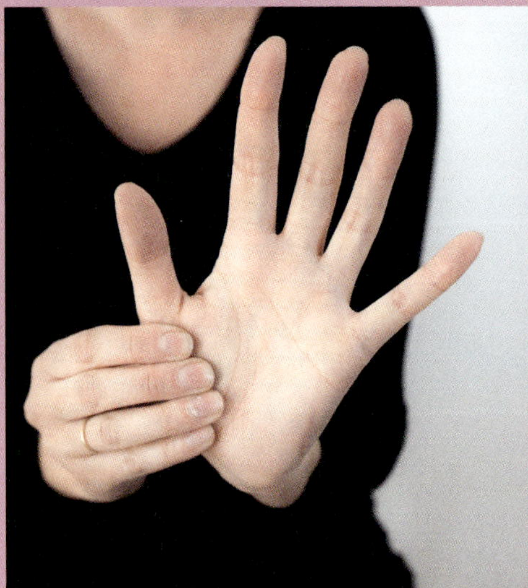

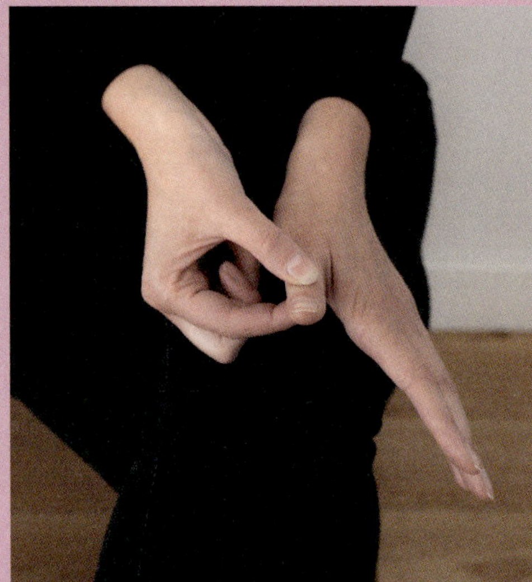

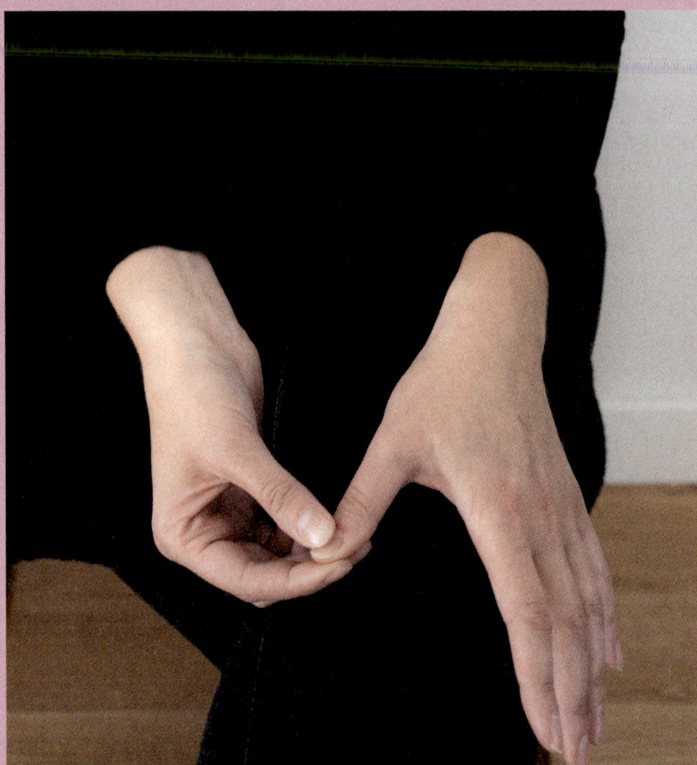

TAG 11
Verankerungsritual

Der Himmel, die Erde und ich

»Sich selbst zu erkennen ist der Schlüssel zum wahren Sein.«

Mary Burmeister, Buch 2

Im vorigen Ritual wurde erklärt, wie wir uns um jede Schicht unseres spirituellen, physischen, psychischen und emotionalen Körpers kümmern können. Wir werden diese Arbeit nun mithilfe dieses schönen Rituals vertiefen, das uns durch drei Sicherheitsenergieschlösser den »Baum des Lebens« spüren lassen wird.

- **SES 13** (Seite 34), oberhalb der Brust, steht für unsere Wurzeln, den Himmel, denn wir stammen von alten Sternen ab – eine atomare und damit anatomische Realität. Das SES 13 verbindet uns mit dem, was universell in uns ist.
- **SES 14** (Seite 34), auf der Ebene der Taille, repräsentiert unseren Rumpf, es ist unser menschliches Dasein, die Verbindung zwischen Himmel und Erde, es ist unser emotionaler und physischer Verdauungsbereich. Unter unseren Händen befinden sich die Verdauungsorgane: Magen, Milz, Pankreas, Leber, Gallenblase.
- **SES 15** (Seite 34), in der Leistenbeuge unseres Beckens, steht für die Ernte der Früchte unseres Lebens, unsere körperlichen Handlungen auf der Erde, die Auswirkungen unseres Lebens, für das Hier und Jetzt. Es ist die Freude am Leben, beweglich und glücklich in unserem Körper zu sein.

Die Schritte des Rituals

1. Legen Sie beide Hände gleichzeitig auf die Brust (SES 13). Dieser Schritt unterstützt Sie,

   - bedingungslose Liebe für sich selbst und Ihre Umgebung zu finden,
   - sich mit Ihrer Spiritualität zu verbinden,
   - mit Ihrer kleinen Verrücktheit, Ihrer Kreativität zu spielen,
   - Ihre kindliche Seele, Ihre Jugend zu bewahren,
   - sich selbst und andere nicht mehr zu verurteilen.

1.

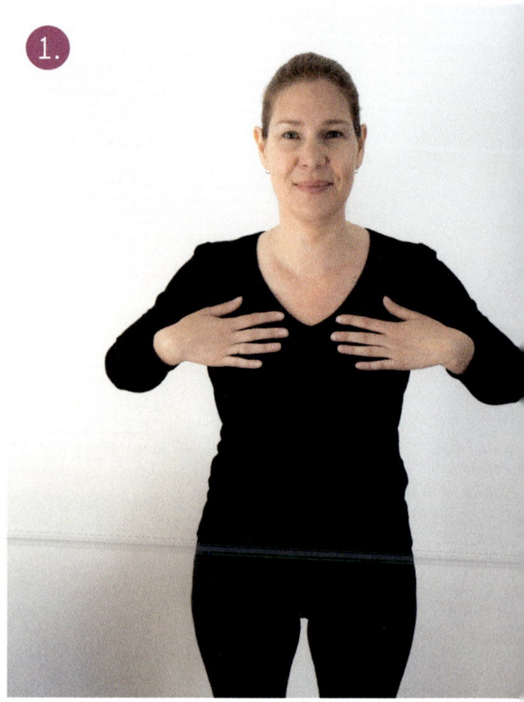

2. Platzieren Sie Ihre Hände nun auf den unteren Rand Ihrer Rippen: links auf Ihren Magen und rechts auf Ihre Leber (SES 14). Dieser Schritt unterstützt Sie,

   - das Leben zu verarbeiten,
   - sich mit Ihrer Menschlichkeit zu verbinden,
   - ein körperliches und psychisches Gleichgewicht zu finden,
   - sich zufrieden und erfüllt zu fühlen,
   - sich in Ihrem Körper zu verankern,
   - sich am richtigen Ort zu fühlen.

2.

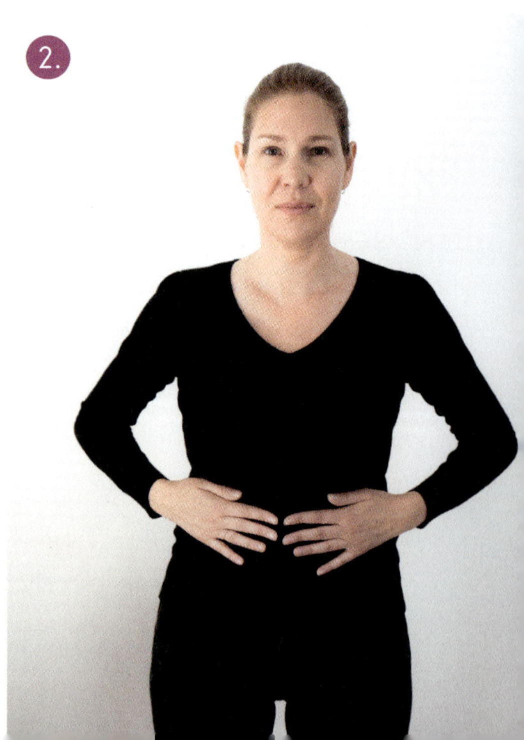

3. Lassen Sie Ihre Hände bis zu den Leisten (SES 15) gleiten und halten Sie die Position. Dieser Schritt unterstützt Sie,

- im Flow zu sein und das Leben leicht zu nehmen,
- mehr Lebensfreude zu finden,
- irdischen Genuss zu finden,
- darauf zu vertrauen, körperlich und emotional weiterzukommen,
- zur Tat zu schreiten.

3.

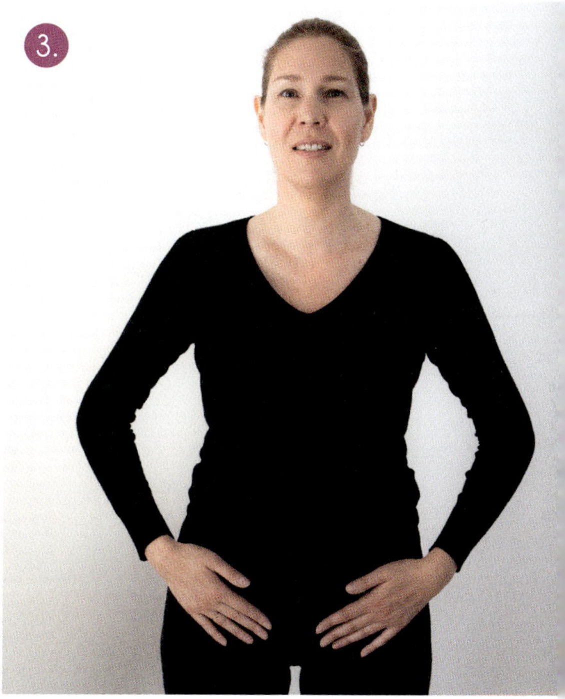

ZUR PRAXIS

Man kann dieses Ritual auch durchaus zentral ausführen, das heißt, man legt beide Hände übereinander auf die Mitte der Brust (SES 13 zentral), dann auf die Magengrube unter dem Brustbein (SES 14 zentral) und schließlich auf das Schambein (SES 15 zentral). Und, ja, das sind drei Bereiche des Hauptzentralstroms, dreier Chakren: Herzchakra (ich liebe), Solarplexus (ich strahle) und Wurzelchakra (ich bin). Und dreier zugehöriger Drüsen: Thymusdrüse (Immunabwehr), Nebennieren und Bauchspeicheldrüse (Verarbeitung von Wasser und Nahrung), Keimzellen (Erschaffung von Leben).

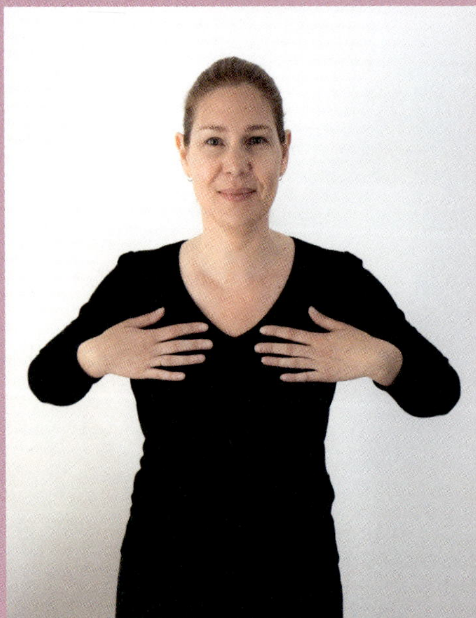

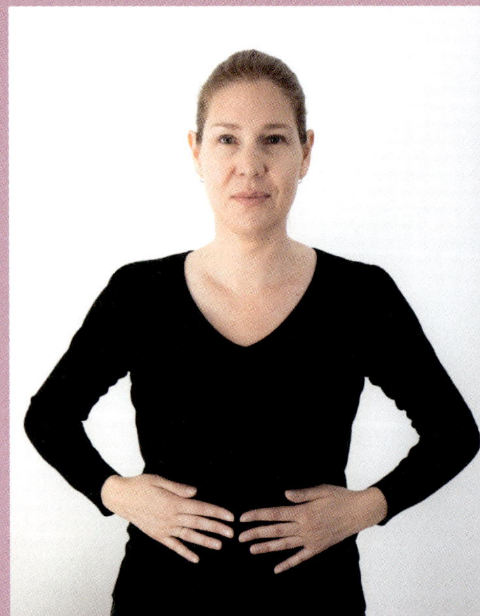

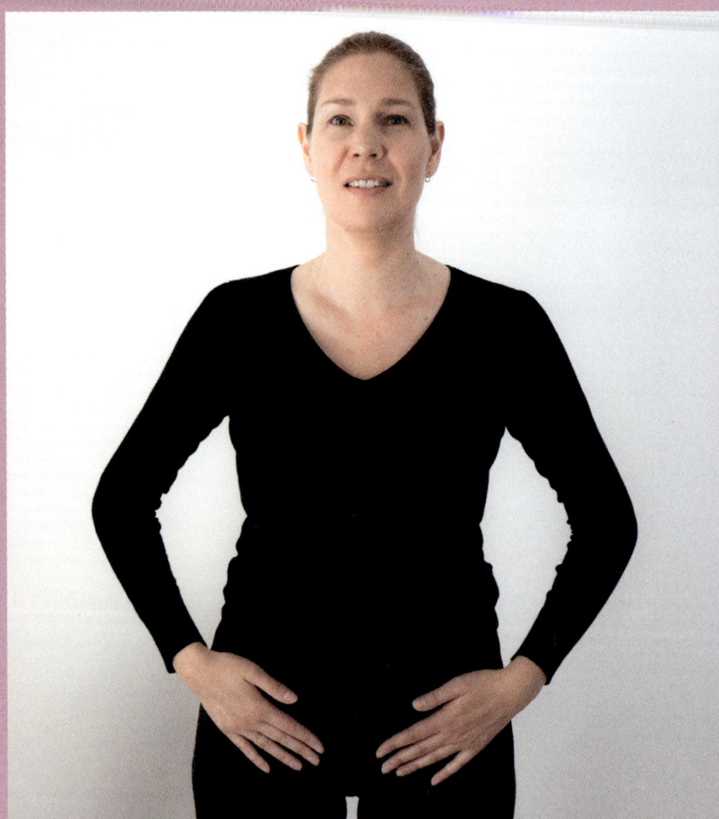

TAG 12
Ritual zum Vorbeugen und Heilen

Schutz

»Der Fluss dieser Energie ist unzerstörbar.«

Mary Burmeister, *Buch 1*

Wer hat nicht schon einmal davon geträumt, sich angesichts von Viren, Stress oder auch Müdigkeit stärker zu fühlen? Genau das ist das Ziel dieses Rituals, das neben allem anderen sogar Ihre Stimmung aufhellen wird! Es ist, wie Sie in der Praxis sehen werden, die freundliche Hand, die auf Ihre Schulter gelegt wird, die Hand, die genügend Energie bringt, um mit allem fertigzuwerden, was auf Sie zukommt.

Tatsächlich wird während des gesamten Strömens eine Ihrer Hände auf Ihrer Schulter (SES 3) bleiben. Dieses Sicherheitsenergieschloss ist unglaublich! Es ist gleichzeitig ein natürliches Antibiotikum, das Ihre Atmung schützt und unterstützt, und auch der Geburtsort der Vermittlerströme. Das ist diese lebendige, kraftvolle Energie, die den Körper nährt, indem sie seine beiden Pole verbindet: den linken und den rechten. Dabei verstärkt der Zirkulationsweg des Vermittlerstroms die Energie der Betreuerströme, (die Kraft jeder individuellen Hälfte Ihres Körpers, links und rechts) und des Hauptzentralstroms, indem er Ihre Lebensenergie wieder in die Mitte bringt.

Schalten Sie den Kopf aus: Alles, was Sie über dieses Ritual wissen müssen, ist, dass es Ihnen auf jeder Ebene Ihres Seins Kraft verleihen wird. In den nächsten Schritten werden Sie Kreise mit den Fingern formen, um jedes Ihrer lebenswichtigen Organe zu regulieren und zu beleben: Vitalität und Kraft sind garantiert! Machen Sie sich also auf den Weg, um Ihren persönlichen Schutzschild zu entdecken und zu stärken.

Die Schritte des Rituals

Bleiben Sie 1 bis 3 Minuten in jeder Haltung. Die linke Hand bleibt, wie bereits erwähnt, während des gesamten Rituals auf Ihrer linken Schulter. Platzieren Sie die Hand so auf Ihrer Schulter, dass die Fingerspitzen ganz natürlich zwischen dem oberen Rand des linken Schulterblatts und der Wirbelsäule aufliegen (SES 3 links und SES 11 links, das durch diese Position automatisch ebenfalls berührt wird). Das unterstützt

- das natürliche Sortieren zwischen dem, was gut ist und was nicht hereingelassen werden sollte,
- die Stärkung Ihres Immunsystems,
- den freien Fluss Ihrer Dreieinigkeitsströme (zentral sowie linker und rechter Betreuerstrom),
- das harmonische Gleichgewicht zwischen Vorder- und Rückseite des Körpers,
- die Atmung.

1. Formen Sie mit Ihrem rechten Daumen und Zeigefinger einen Kreis. Die Kuppe des Daumens liegt auf dem Nagel des Zeigefingers auf. Dieser Schritt unterstützt

   - die Kraft aufsteigender Energie bei der Einatmung,
   - den Körperfluss, den der Zeigefinger verkörpert,
   - die friedliche Auflösung von Angst,
   - die Nieren und die Blase.

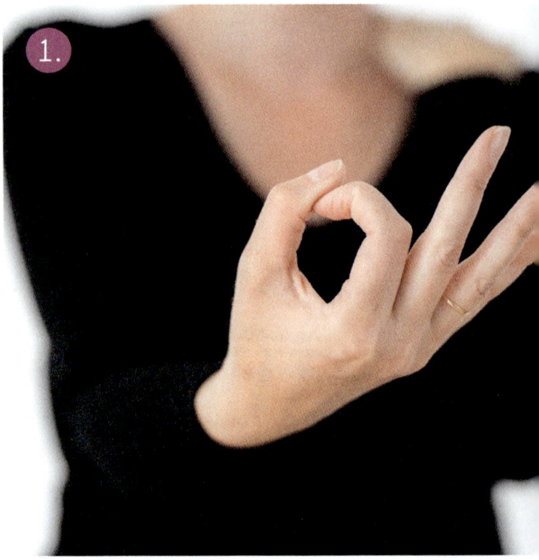

2. Nun legen Sie die Kuppe Ihres rechten Daumens auf den Nagel Ihres rechten Mittelfingers und formen damit einen Kreis. Dieser Schritt hilft

   - der aufsteigenden Energie der Inspiration; neuen Schwung zu gewinnen, der in jedem Atemzug enthalten ist,
   - dem perfekten Gleichgewicht, das der Mittelfinger verkörpert,
   - bei der friedlichen Auflösung von Wut und Frustration durch den Mittelfinger,
   - bei der Unterstützung Ihrer Leber und Gallenblase.

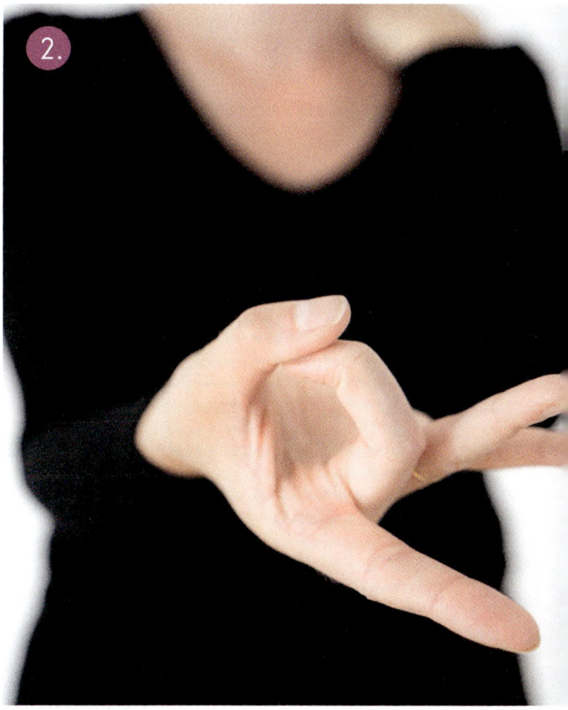

3. Wechseln Sie einfach den Finger, indem Sie die Kuppe Ihres rechten Daumens auf den Nagel Ihres rechten Ringfingers legen. Dieser Schritt bringt Ihnen

   - die aufsteigende Energie der Einatmung, verstärkt durch die atemunterstützende Funktion des Ringfingers,
   - eine tiefe, nährende Einatmung,
   - die freudige Kraft, die der Ringfinger verkörpert,
   - die friedliche Auflösung von Traurigkeit durch den Ringfinger,
   - Unterstützung für Ihre Lunge und Ihren Dickdarm.

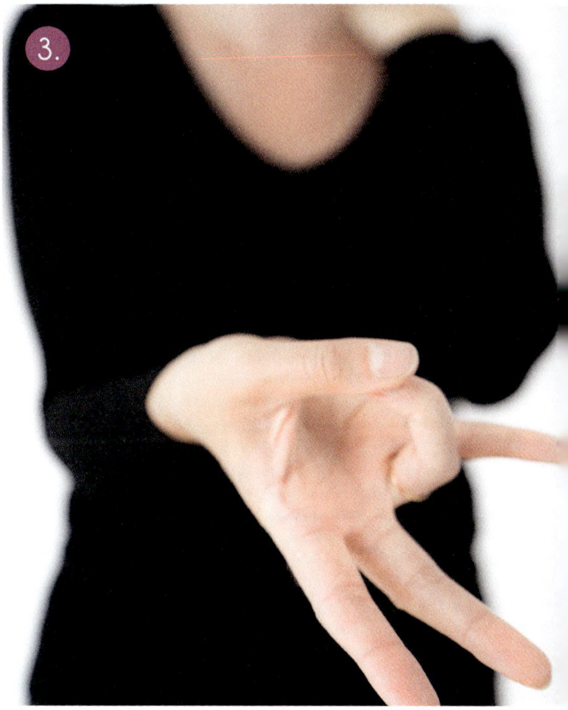

4. Nun legen Sie den rechten Daumen auf den Nagel Ihres rechten kleinen Fingers. Dieser Schritt bringt Ihnen

- die aufsteigende Energie des Einatmens, ohne Ihre Atmung zu belasten,
- die Kraft des Lachens, die der kleine Finger verkörpert,
- die friedliche Auflösung der Anstrengung des Vortäuschens,
- eine Unterstützung für Herz und Dünndarm.

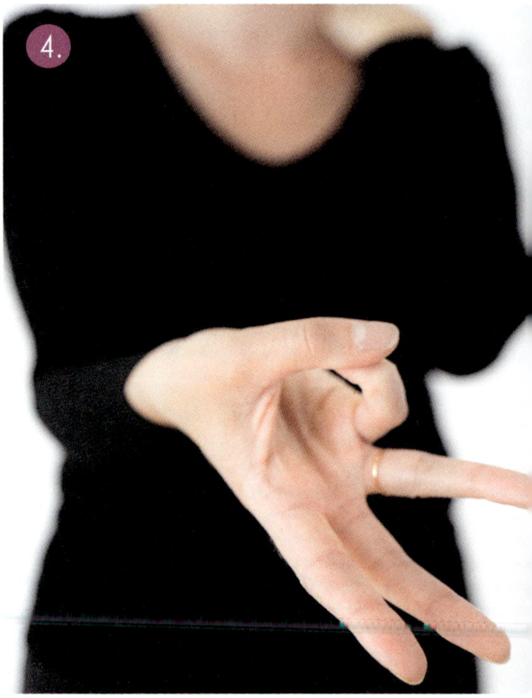

5. Mit allen Fingern Ihrer rechten Hand umwickeln Sie Ihren rechten Daumen wie ein Wrap (wie Ritual 3, Seite 65). Dieser Schritt bringt Ihnen

- eine tiefe Atmung,
- inneren Frieden,
- eine top Verdauung und emotionale Verarbeitung,
- die Kraft des Gleichgewichts aller Organe,
- Unterstützung für Milz, Bauchspeicheldrüse und Magen.

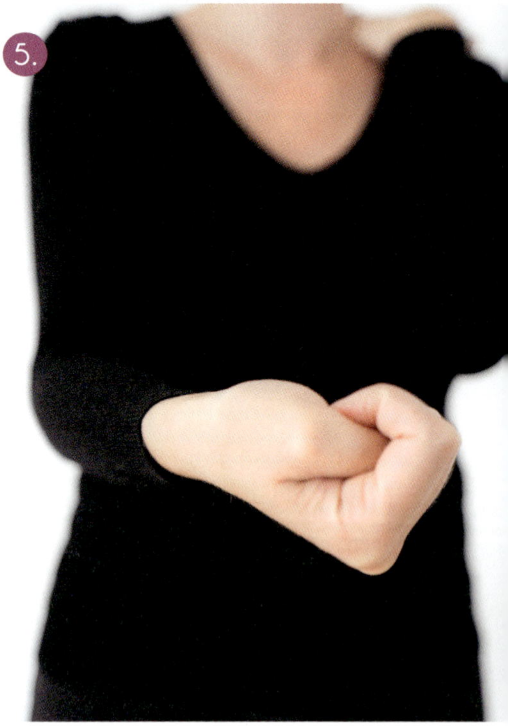

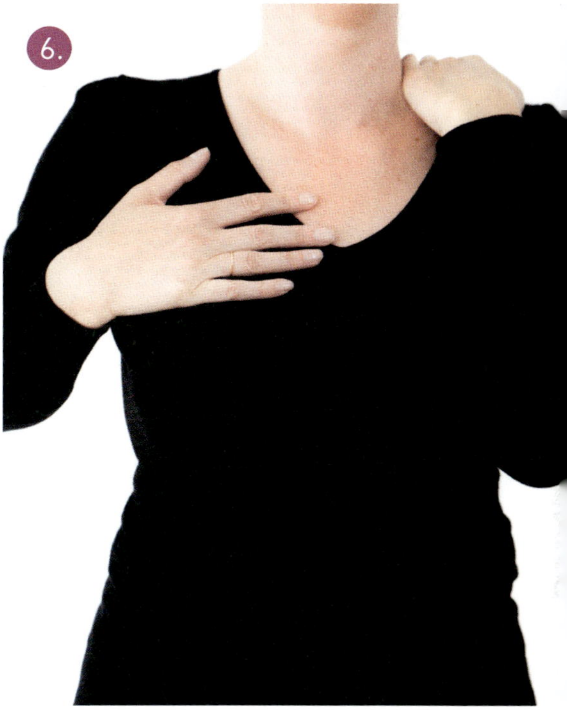

6. Die linke Hand bleibt nach wie vor auf der linken Schulter. Legen Sie die rechte Hand rechts auf die Brust (SES 13). Die Kombination der Sicherheitsenergieschlösser 3 und 13 ist die Ausgangsposition für den Energiefluss des Dünndarms, der eine Schlüsselrolle in unserer natürlichen Immunabwehr spielt. Dieser Schritt hilft

- dem Immunsystem auf allen Ebenen,
- dem Hals,
- bei Husten,
- dem Wohlbefinden des Darms.

Für die rechte Seite: Legen Sie die rechte Hand auf die rechte Schulter; legen Sie nacheinander die linke Daumenkuppe auf den Nagel jedes Fingers, beginnend mit dem Zeigefinger. Zum Schluss umwickeln Sie Ihren linken Daumen mit allen anderen Fingern der linken Hand. Legen Sie dann die linke Hand auf die Brust (SES 13 links).

ZUR PRAXIS

Dieses Ritual ist sehr hilfreich bei einer beginnenden Erkältung, bei Halsschmerzen oder wenn man sich fiebrig fühlt. Ich wende es an, sobald diese ersten kleinen Beschwerden oder Symptome auftreten, und in der Regel geht es mir am nächsten Tag besser, ohne Taschentücher und Medikamente. Der sechste Schritt wirkt Wunder bei Husten und hat schon so manche Nacht gerettet, in der meine Kinder oder ich hustend aufgewacht sind. Bonus: Es entspannt die Trapezmuskeln.

TAG 12: AUF EINEN BLICK

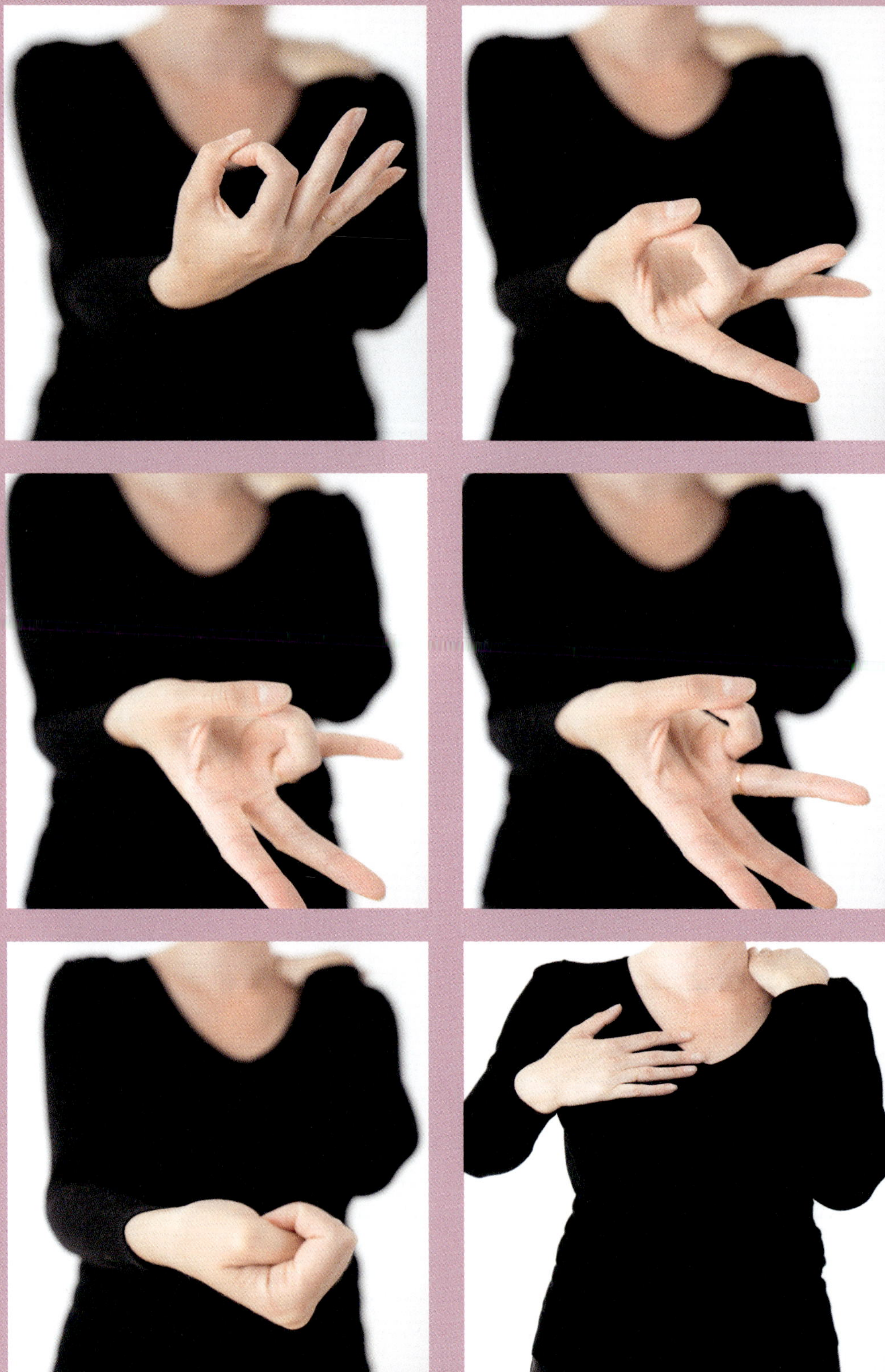

TAG 13
Loslassritual

Das Knäuel entwirren

»Die Frage ist nicht, was ich ›ergänzen‹ kann, um Spannungen zu lösen, sondern wie ich die Wurzeln der Disharmonie ›auflösen‹ kann.«

Mary Burmeister, *Buch 1*

Wenn Sie manchmal das Gefühl haben, dass an Ihren Nerven gezerrt wird, wie Katzen beim Spielen an einem Wollknäuel zerren, werden Sie dieses Ritual lieben! Und, gute Nachrichten:

- Es ist sehr kurz.
- Es kann überall durchgeführt werden, sogar in öffentlichen Verkehrsmitteln.
- Es funktioniert auch als Vorbeugung, wenn der bevorstehende Tag nervöse Erschöpfung und Stress verspricht.

Aus rein physiologischer Sicht hilft dieses Ritual dem gesamten Nervensystem und ist daher ein wertvoller Verbündeter bei vielen chronischen Krankheiten, die unsere Nerven angreifen: zum Beispiel Multiple Sklerose, Epilepsie oder Parkinson, aber auch nach einem Schlaganfall oder einer Operation – damit sich auf der Ebene der Nerven alles wieder gut »vernetzt«.

Das Ritual

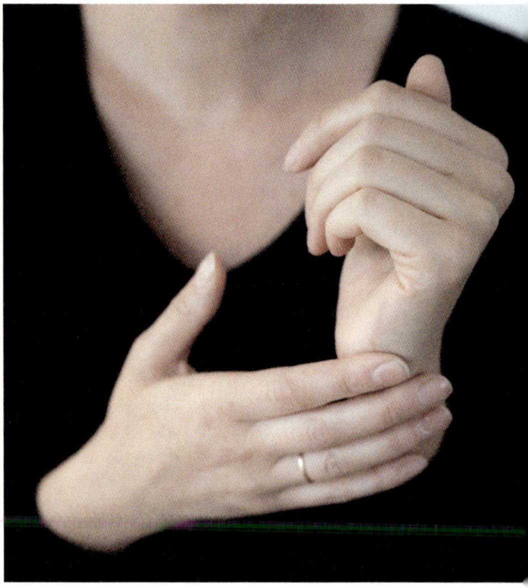

Legen Sie Ihre rechte Hand auf die Außenseite des linken Handgelenks (SES 17), auf den hervorstehenden Knochen. Bleiben Sie 5 bis 20 Minuten in dieser Position. Wenn Sie können, nutzen Sie die Einfachheit dieses Rituals, um bewusst über 36 vollständige Atemzyklen zu atmen. Ohne den Wunsch, Ihre Atmung zu verändern, nur indem Sie ihr lauschen und sie willkommen heißen.

Sobald dies für Sie zur Gewohnheit wird, können sie sich die ovale Atmung vorstellen, die beim Ausatmen durch die Vorderseite Ihres Körpers vom Scheitel bis zu den großen Zehen hinunterfließt, dann unter den Füßen hindurch wieder nach oben steigt, Ihrer Wirbelsäule bis zu Ihrem Hinterkopf folgt und zu ihrem Ausgangspunkt zurückkehrt, wo der Zyklus erneut startet: fließt an der Vorderseite hinab, reinigt, steigt an der Rückseite wieder auf, nährt.

Diese einfache Verbindung aus dem sanften Halten des Handgelenks und der ovalen Atmung hilft

- bei jedem Problem, das mit den Nerven zusammenhängt,
- bei der allgemeinen Beruhigung (der Vagusnerv profitiert auch davon, also wird der Zen-Modus aktiviert),
- bei saisonalen, aber auch ganzjährig auftretenden Depressionen,
- den Geist zu entspannen sowie Angst und Panik zu lindern,
- mehr Schwung und Kraft zur Selbstveränderung zu gewinnen,
- wieder Lachen ins Leben zu bringen, da SES 17 in der Verlängerung des kleinen Fingers liegt (siehe Ritual 12, Seite 115),
- Ihr Herz aus demselben Grund zu unterstützen (Verbindung zum kleinen Finger, also zum Herzen),

- beim Abschwellen von Ödemen oder Beschwerden wie schweren Beinen,
- der reproduktiven Energie (ideal für Schwangerschaftspläne),
- der Intuition,
- der Rekonvaleszenz nach einem Schlaganfall,
- bei allen Problemen mit dem Knöchel (Achtung, es funktioniert über Kreuz: das rechte SES hilft dem linken Knöchel und umgekehrt),
- den Gelenken (bei Arthrose und Arthritis),
- der Wiederherstellung verschiedener Bewegungsmöglichkeiten.

Für die rechte Seite: Da dieses Ritual kurz ist, können Sie die beiden Seiten wirklich leicht nacheinander durchführen, indem Sie die Seiten tauschen: Legen Sie also die linke Hand auf die Außenseite des rechten Handgelenks (SES 17 rechts).

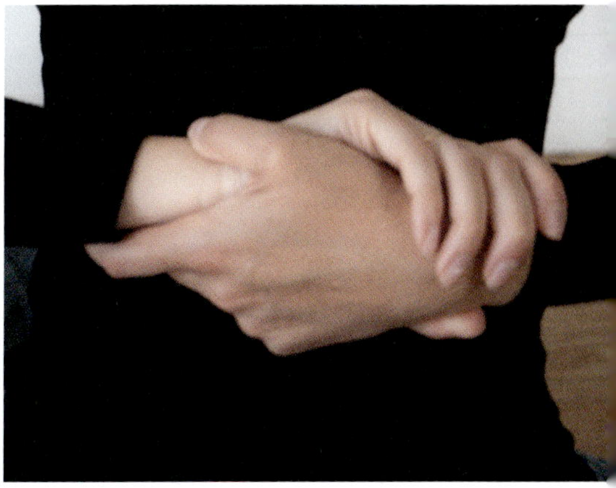

Variante: Vielleicht haben Sie Lust, die beiden SES 17 gleichzeitig zu halten – ja, das ist möglich (siehe Foto)!

ZUR PRAXIS

Bei allen Beschwerden, die mit Ödemen zusammenhängen, und bei schweren Beinen können Sie dieses Ritual ergänzen, indem Sie die freie Hand in die Leistenbeuge legen (SES 15).

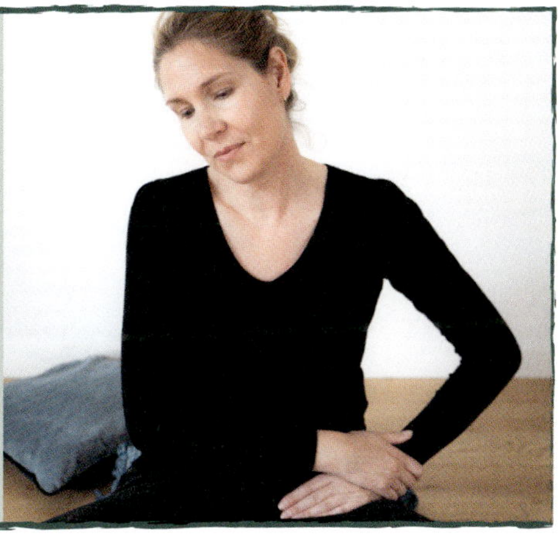

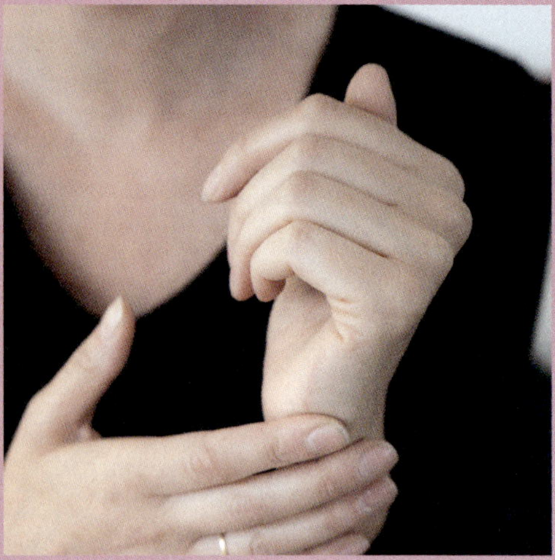

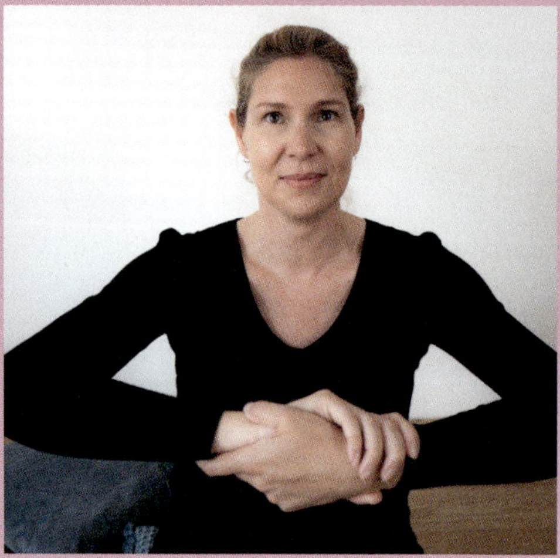

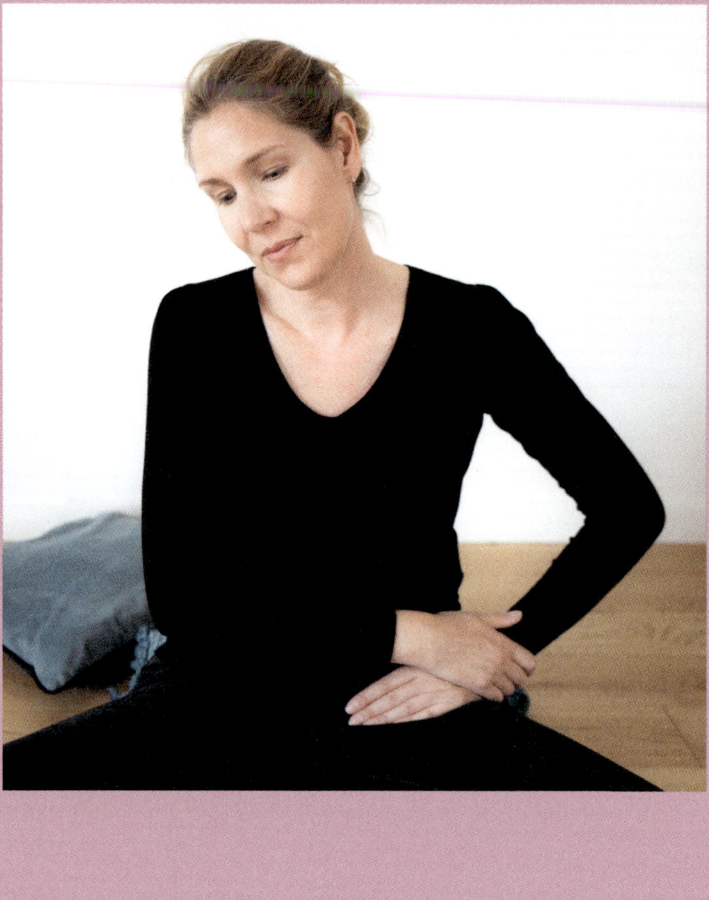

TAG 14
Ritual zum Vorbeugen und Heilen

Der große Check-up

»Mithilfe eines oder einer Kombination mehrerer der 26 Schlüssel (Sequenzen zur Energiefreisetzung) können Spannungen gelöst werden, die ein Ungleichgewicht verursachen. So kann der Körper wieder in Harmonie funktionieren.«

Mary Burmeister, *Buch 1*

Im Jin Shin Jyutsu hat jedes Sicherheitsenergieschloss eine eigene Identität und eigene Qualitäten, die den Harmoniebedürfnissen aller Teile unseres Wesens auf physischer, psychischer, emotionaler und spiritueller Ebene gerecht werden. Auch wenn hier der Platz nicht reicht, um zu sehr ins Detail zu gehen, möchte ich Ihnen dennoch ein wenig von den Eigenschaften unserer 26 Sicherheitsenergieschlösser, die Mary Burmeister liebevoll unsere Freunde genannt hat, mitteilen.

Dieses Ritual ist wirklich unglaublich, weshalb es auch zu meinen Lieblingsritualen gehört. Es verbindet uns mit jedem Teil von uns selbst und zeigt uns dessen Schönheit und Stärke. Es ist besonders förderlich für die Gesundheit, das Verstehen und Wohlbefinden und wurde mir in einem von Sara Harper geleiteten Selbsthilfekurs vermittelt. Sara hat einen besonderen Platz in meinem Herzen und in meiner Praxis, denn sie hat mich dazu inspiriert, Selbsthilfe zu lehren. Sie ist eine der heute seltenen Jin-Shin-Jyutsu-Trainer*innen, die das große Glück hatten, direkt von Mary Burmeister zu lernen.

Als Fortsetzung der Lehre dieser beiden außergewöhnlichen Frauen liegt mir dieses Ritual sehr am Herzen, und ich hoffe, indem ich es hier mit Ihnen teile, dass es Ihnen genauso viel bringt, wie es mir schon gebracht hat! Zwei wesentliche Sicherheitsenergieschlösser werden dabei hervorgehoben: SES 1, unsere Antriebskraft, unser Lebenselixier, und SES 8, sein siamesischer Zwilling, das sich gegenüber der 1 auf der Außenseite des Knies befindet und uns Rhythmus, Kraft und Frieden verleiht. Schon allein diese beiden Sicherheitsenergieschlösser fördern unser Wohlbefinden. Und jetzt stellen Sie sich vor, wie viel Kraft im Zusammenwirken mit allen anderen Sicherheitsenergieschlössern freigesetzt wird!

Los geht's mit der kompletten Tour durch die Sicherheitsenergieschlösser, und ich kann Ihnen im Voraus garantieren, dass sie Sie bis in den letzten Winkel Ihres Selbst nähren wird: Viel Spaß auf der Reise!

Die Schritte des Rituals

Die folgenden 26 Schritte können Sie sich, wenn Sie mögen, auch in mehrere Etappen einteilen. Wenn Ihnen die Zeit fehlt, ist es durchaus möglich, die eine Körperseite an einem Tag und die zweite am nächsten Tag zu strömen. Sie können dieses Ritual – wie auch alle anderen – bei Bedarf als Kurzversion durchführen und nur einen Atemzug lang auf jedem SES verweilen.

Während der ersten acht Schritte ist SES 1 Ihr Ankerpunkt, danach SES 8: Sie beginnen wie immer mit der linken Seite, also bleibt die rechte Hand auf dem linken SES 1. Anschließend übernimmt die linke Hand auf SES 8 bis zum Ende des Rituals.

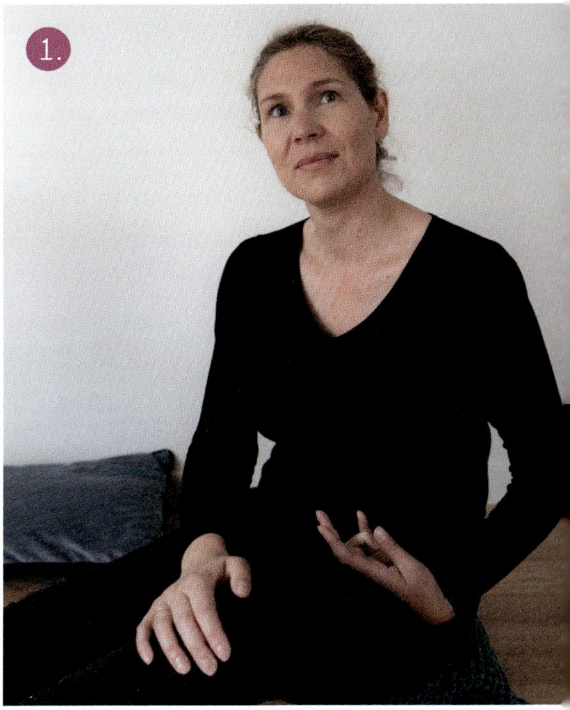

1. Beginnen Sie also mit der rechten Hand, die auf der Innenseite des linken Knies liegt, genau auf dem Gelenkknochen (SES 1 links). Die linke Hand bildet einen Kreis mit der Daumenkuppe auf dem Nagel des Ringfingers in Verbindung mit der universellen Atmung (siehe Seite 41 bis 42). So bleiben Sie einige Atemzüge lang, idealerweise 9, aber es können auch nur 2 oder 3 sein. Denken Sie daran: Nur Sie wissen, was für Sie selbst richtig ist. Dieser Schritt

   - verbindet Ihre individuelle Atmung mit der universellen Atmung,
   - bringt Bewegung in das gesamte Ritual, in Ihren Körper und in Ihren Geist, da er das Sicherheitsenergieschloss der ursprünglichen Antriebskraft harmonisiert (SES 1),
   - führt Sie in Ihr Inneres hinab,
   - hilft Ihnen, tief auszuatmen,
   - verankert Sie,
   - schafft Platz, um die Fortsetzung zu begrüßen.

2. Die rechte Hand bleibt auf dem linken SES 1; legen Sie die linke Hand hinten auf den Beckenkamm (SES 2 links). Dieser Schritt

   - vereint das Ausatmen mit dem Einatmen, um eine flüssige, effektive und nährende Atmung zu ermöglichen,
   - verbindet den Himmel, die extreme Höhe, mit der Erde, der extremen Tiefe,

- erzeugt und regeneriert, was nötig ist – oder anders gesagt: Es schafft, was benötigt wird, und sorgt dafür, dass diese Schöpfung in guter Form bleibt, sei es Wohlbefinden oder körperliche und emotionale Gesundheit),
- steigert Ihre Energie, hervorragend bei vorübergehender oder chronischer Müdigkeit,
- richtet den Körper aus,
- vermittelt Weisheit,
- lindert Verspannungen im Rücken und in den Beinen.

2.

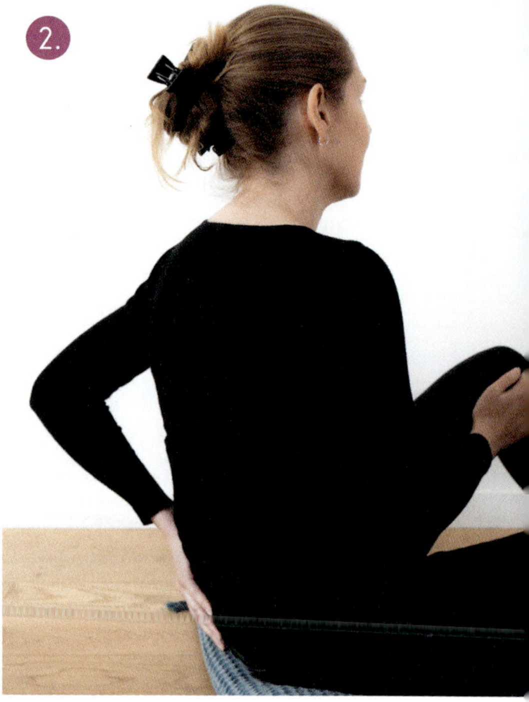

3. Die rechte Hand bleibt nach wie vor auf dem linken SES 1. Platzieren Sie die linke Hand so auf Ihrer Schulter, dass die Fingerspitzen ganz natürlich zwischen dem oberen Rand des linken Schulterblatts und der Wirbelsäule aufliegen (SES 3 links). Dieser Schritt

- stimuliert die Energie des mittleren Flusses, die durch Ihren ganzen Körper strömt, um Ihre rechte und linke Seite zu vereinen und Ihre Hauptenergie des Hauptzentralstroms (siehe Ritual 1, Seite 49) neu zu zentrieren,
- stärkt Ihr Immunsystem,
- erleichtert die Atmung,
- entlastet Leisten, Psoas und müde Füße.

3.

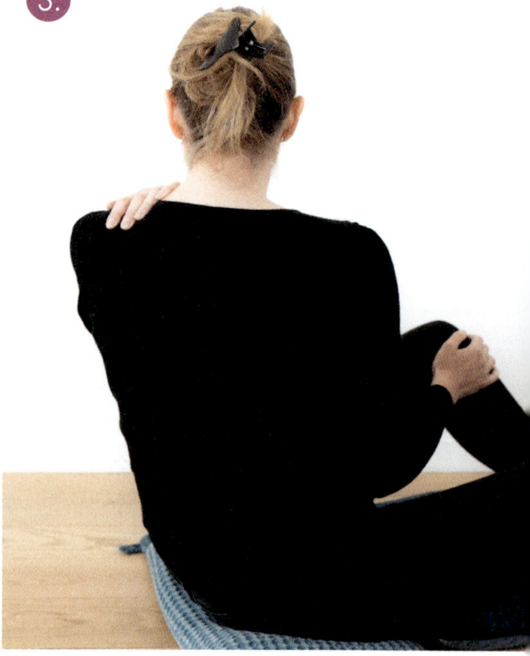

4. Die rechte Hand bleibt, wo sie ist, während die linke Hand unten am Hinterkopf aufliegt, direkt unter dem ersten Knochen, auf den die Hand trifft, wenn sie den Nacken hochwandert (SES 4 links). Dieser Schritt

- verleiht mehr Bewusstsein,
- bringt Licht, also Wissen und Luft oder den Atem des Lebens,
- lindert Unbehagen im Kopfbereich, Kopfschmerzen, aber auch Brain Fog (»Gehirnnebel«),
- löst Verspannungen der Augen,
- hilft bei Schlafproblemen, auch bei chronischer Schlaflosigkeit.

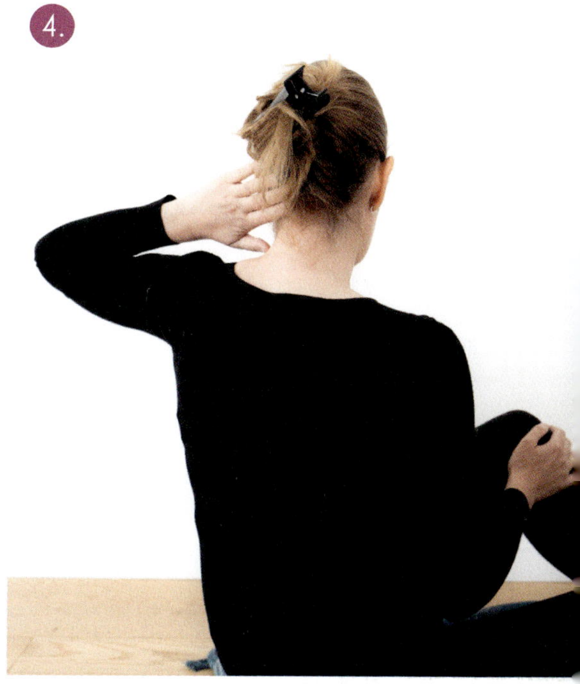

5. Auch hier bleibt die rechte Hand auf dem linken SES 1. Bewegen Sie die linke Hand hinunter zur Innenseite des linken Fußes und platzieren Sie sie unterhalb des linken Knöchels, in die kleine Mulde (SES 5 links). Dieser Schritt

- lädt dazu ein, Altes abzulegen, um Platz für Neues zu schaffen,
- unterstützt das Leben in Ihnen,
- löst Spannungen im Rücken, in der Hüfte und in den Ohren,
- lindert Hörbeschwerden,
- lindert Völlegefühl im Verdauungstrakt,
- reduziert Ängste,

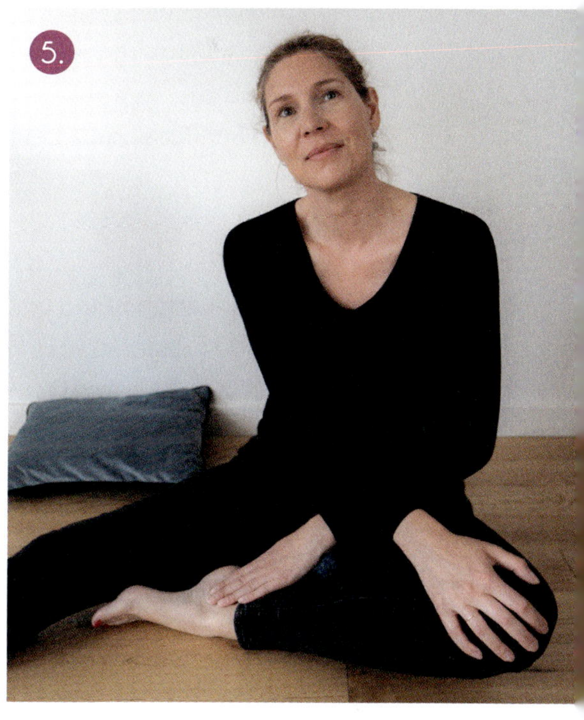

- hilft Frauen beim Menstruationszyklus (zum Beispiel bei Unregelmäßigkeit oder Schmerzen),
- hilft bei Harnwegsbeschwerden.

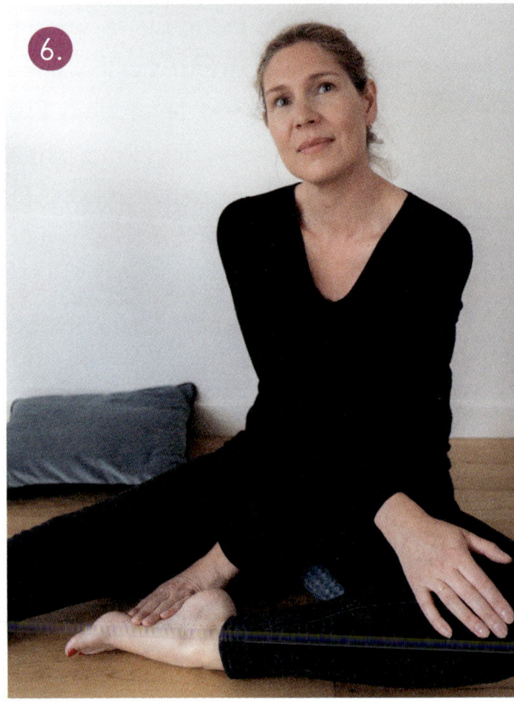

6. Die rechte Hand bleibt auf dem linken SES 1, und die linke Hand gleitet zur Mitte der Fußsohle (SES 6 links). Dieser Schritt

- bringt Sie sowohl körperlich (etwa bei Schwindel), als auch emotional ins Gleichgewicht (wenn Sie nicht wissen, wo Ihnen der Kopf steht),
- trägt Sie buchstäblich durchs Leben, so wie das Fußgewölbe den Körper trägt,
- öffnet Ihre Atmung ganz,
- lindert Verdauungsbeschwerden (wie SES 5),
- ist der Schlüssel zu Ihrem Urteilsvermögen.

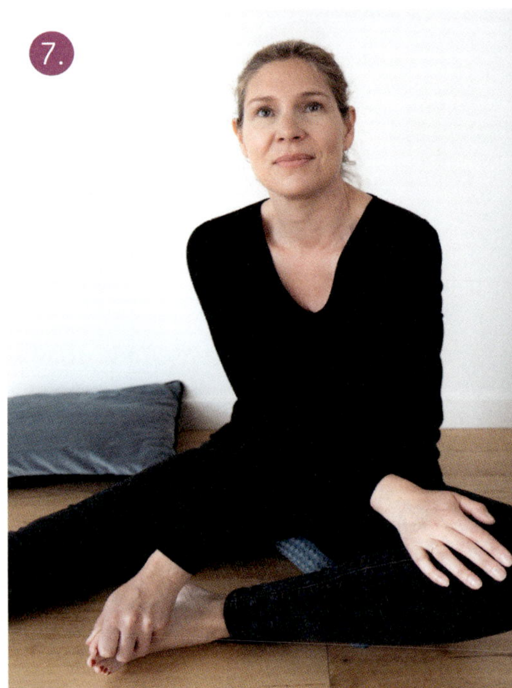

7. Die rechte Hand liegt auf dem linken SES 1, und die linke Hand umfasst den linken großen Zeh, sodass der Daumen auf der Unterseite des Zehs aufliegt (SES 7). Dieser Schritt

- schenkt Ihnen nicht weniger als die perfekte Lebensenergie,
- befreit Sie von Ihren negativen Einstellungen und Gefühlen,

- löst Spannungskopfschmerzen, Migräne und das Gefühl, benebelt zu sein,
- öffnet den Brustkorb,
- gleicht epileptische Anfälle aus,
- lindert Verspannungen in Hüften und Beinen,
- unterstützt die Verdauungsfunktion.

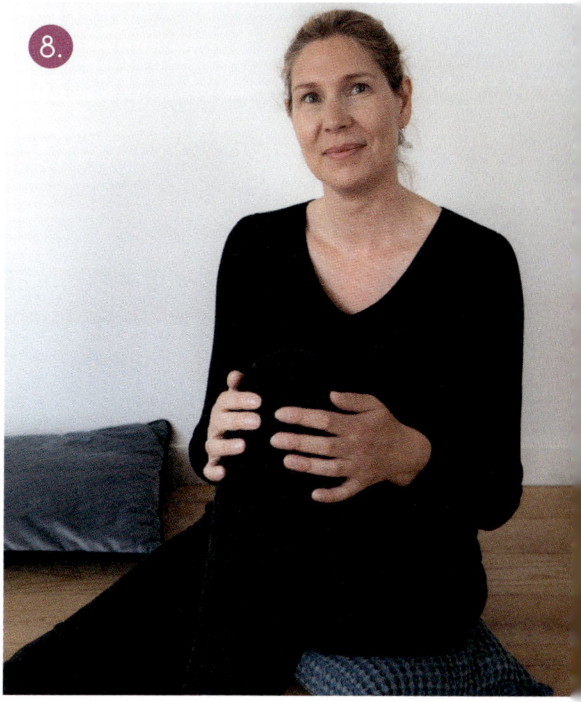

8. Noch einen Schritt länger verweilt die rechte Hand auf dem linken SES 1. Zugleich wandert die linke Hand auf die gegenüberliegende Seite des Knies. Sie liegt an der Außenseite des linken Knies (SES 8). Dieser Schritt

- lädt zum entspannten Loslassen und Empfangen ein,
- ermöglicht tiefes Aus- und Einatmen: von oben nach unten durch die Vorderseite aktiv ausatmen und von unten nach oben in die Rückseite des Körpers und in all Ihre Tiefen einatmen,
- erlaubt es Ihnen, in Ihrem eigenen Rhythmus zu gehen, ihn zu respektieren und ihm zu folgen,
- bietet den Komfort des Loslassens in Kombination mit der Stärke Ihrer Persönlichkeit,
- gleicht Input und Output von Körper und Geist aus,
- löst Muskelverspannungen,
- stellt Ordnung auf allen Ebenen her,
- unterstützt das Fortpflanzungssystem (zum Beispiel bei Fruchtbarkeits-, Erektions- und Harnwegsproblemen),
- hilft dem Beckenbereich im Allgemeinen bei jeglichen Störungen,
- verschafft überempfindlichen Menschen Ausgleich,
- harmonisiert den Darm beziehungsweise die Passage durch den Darm.

9. Nun bleibt die linke Hand auf dem linken SES 8. Platzieren Sie die rechte Hand unter dem linken Schulterblatt an der Wirbelsäule (SES 9 links). Jetzt werden Sie vielleicht sagen, dass es gar nicht möglich ist, sich so zu verrenken, aber keine Sorge: Es gibt eine einfache Variante: Sie können stattdessen auch nur die Außenseite des linken Ellenbogens auf Höhe des linken SES 19 halten (siehe Foto zu Schritt 19). Dieser Schritt

9.

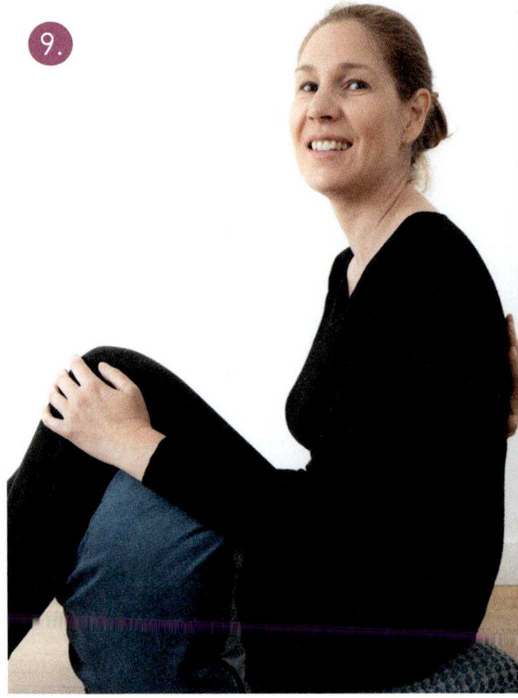

- verleiht Ihnen einen Energiekick,
- lindert Asthma und eine belegte Brust,
- löst Verspannungen im oberen Rücken,
- hilft bei der Heilung von Verstauchungen,
- unterstützt die Hüften bei allen Schmerzen,
- befreit die Füße von Beschwerden wie Hühneraugen, Schwielen oder Schmerzen,
- verbindet Himmel und Erde in Ihnen: das Geistige und das Körperliche durch eine gute geistige und emotionale Verarbeitung; verbindet auch den oberen mit dem unteren Teil Ihres Körpers,
- befreit Ihren Solarplexus und öffnet Ihr Zwerchfell,
- zeigt, dass jedes Ende ein Neuanfang ist: der Same, der den Baum hervorbringt,
- schafft die Grundlage, um neue Projekte, ein neues Leben aufzubauen,
- begleitet Lebensveränderungen und Übergänge,
- stärkt Ihre Anpassungsfähigkeit,
- reguliert Überempfindlichkeit.

10. Die linke Hand bleibt auf dem linken SES 8 und die rechte Hand wird ein Stück weiter oben auf die Mitte des Schulterblatts (SES 10) gelegt. Dabei kann je nach Wunsch die Handfläche oder der Handrücken aufliegen. Und natürlich gibt es auch hier eine einfachere Variante: Wenn Sie die Außenseite des linken Ellenbogens halten, schieben Sie die Hand leicht nach oben, bis Ihr Daumen in der linken Achselhöhle oben anstößt. Dieser Schritt

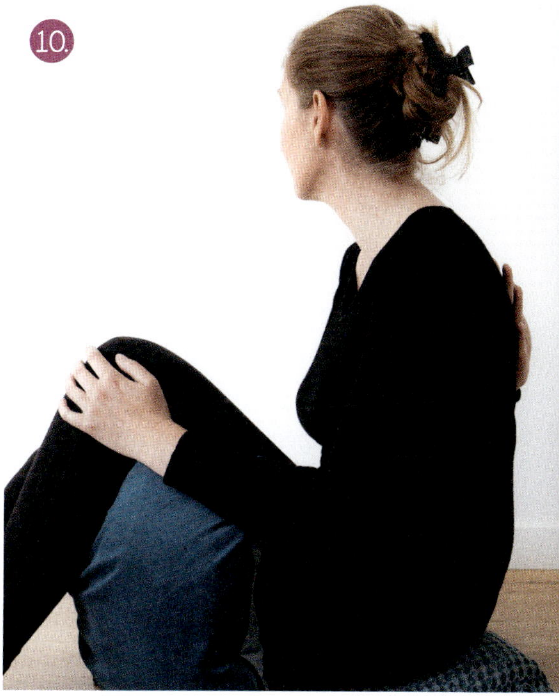

- bringt Fülle und unbegrenzte Lebensenergie durch die Luft, die wir einatmen,
- befreit von Verspannungen im Nacken und in den Schultern,
- harmonisiert den Blutdruck,
- befreit den Hals von Kloßgefühlen, wenn Sie sprachlos sind oder mit emotionalen Schwierigkeiten kämpfen, die Sie daran hindern, sich auszudrücken,
- entlastet die Knie,
- löst Verspannungen des oberen Rückens, wie im vorherigen Schritt,
- unterstützt das Herz und die Atmung,
- öffnet Sie dafür, Ihr volles Potenzial zu erlangen.

11. Die linke Hand bleibt auf dem linken SES 8. Positionieren Sie die rechte Hand auf der linken Schulter (SES 11 links). Dieser Schritt

- hilft beim Sortieren und befreit Sie von unnötigem Ballast,
- bringt Ihren ganzen Körper ins Gleichgewicht, vom Kopf bis zu den Zehenspitzen und umgekehrt,

- lässt Verspannungen in den Schultern abklingen, indem er sie vom Gewicht unnötigen Ballasts befreit,
- kümmert sich um Beine und Hüften, befreit sie von Unbequemlichkeiten und stärkt sie,
- befreit Sie von Verspannungen der Arme: vom Nacken über die Schultern, Ellbogen und Handgelenke bis hin zu den Fingern (ideal zur Linderung von tennisarmähnlichen Sehnenentzündungen),
- entrümpelt den Kopf, geistig wie auch emotional,
- harmonisiert den Darm und hilft bei Blähungen, Krämpfen, Durchfall und Verstopfung.

11.

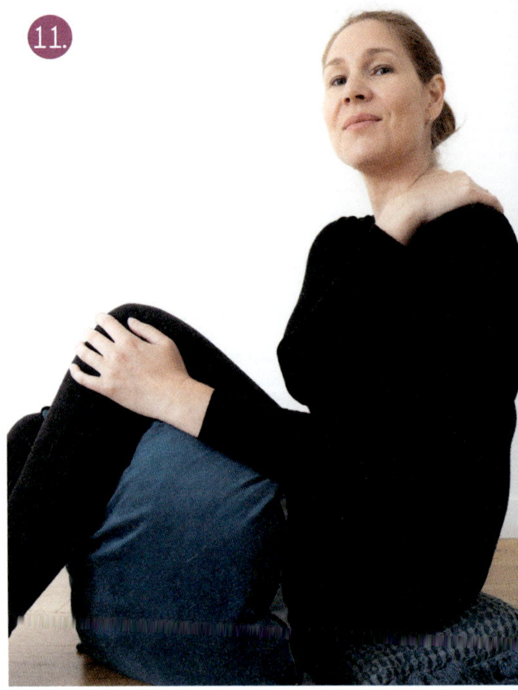

12. Die linke Hand bleibt weiterhin auf dem linken SES 8. Wandern Sie mit der rechten Hand zur linken Seite des Nackens (SES 12 links). Dieser Schritt

- hilft Ihnen, vollständig loszulassen, auch Ihr persönliches Bewusstsein, um friedlich mit dem universellen Bewusstsein zu verschmelzen,
- löst negative Gefühle wie Sorgen, Angst, Wut oder Traurigkeit auf,
- ermöglicht es Ihnen, *zu sein* statt zu tun, und das ohne Anstrengung,
- löst Verspannungen in Nacken und Armen.

12.

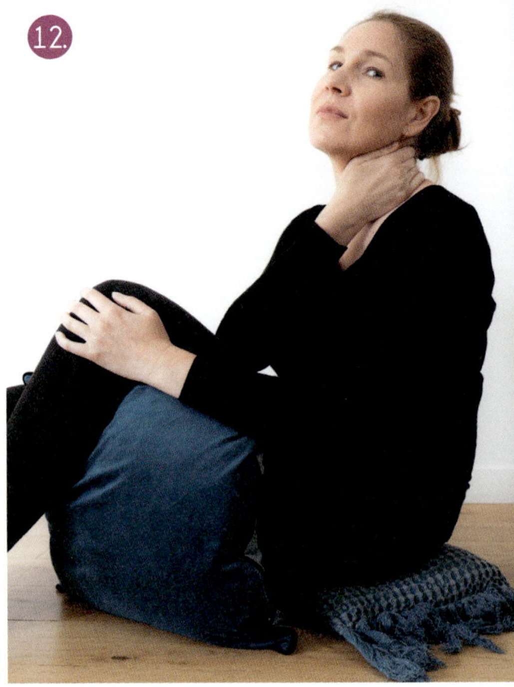

13. Die linke Hand liegt auf dem linken SES 8, während die rechte Hand auf der linken Brust platziert wird (SES 13 links). Dieser Schritt

13.

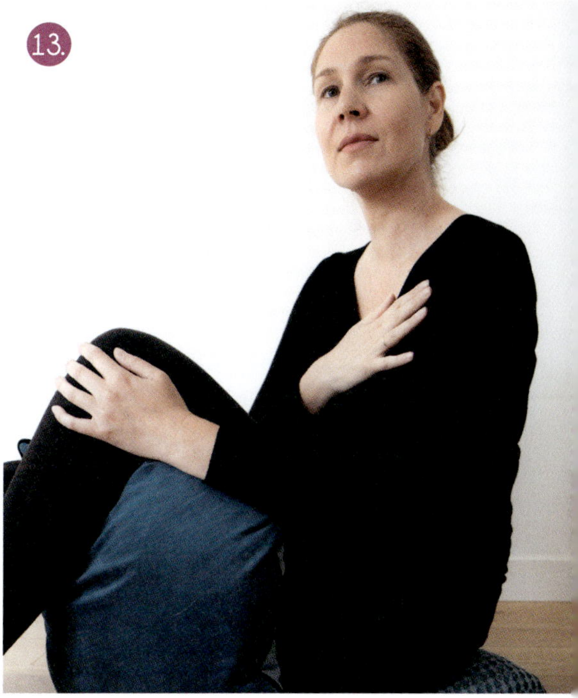

- öffnet Sie für die Selbstliebe bis in Ihre kleinsten dunkelsten Winkel,
- stärkt das Einfühlungsvermögen und das Bewusstsein, Teil eines Ganzen zu sein,
- unterstützt die Fruchtbarkeit, die Fortpflanzungsorgane und den gesamten Beckenbereich,
- gleicht den Hormonhaushalt aus (etwa in der Pubertät oder während der Menopause),
- entlastet einen verkrampften Nacken und verspannte Schultern,
- hält Ihren Körper jung und Ihre kindliche Seele wach – wie ein Jungbrunnen,
- steigert die Kreativität.

14. Die linke Hand bleibt auf dem linken SES 8. Bewegen Sie die rechte Hand links die Rippen hinunter und verweilen Sie dann auf Magenhöhe (SES 14 links). Dieser Schritt

14.

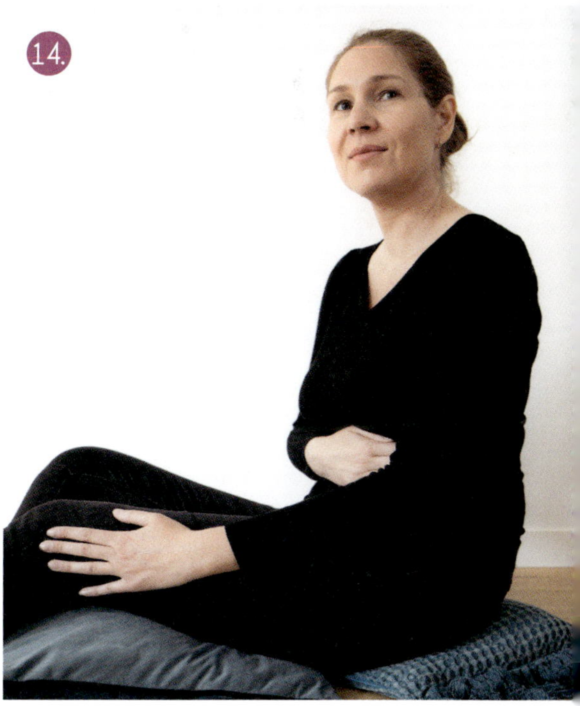

- ernährt Sie tiefgehend und gleicht Ihre Verdauung aus,
- lädt Ihre erschöpften Batterien auf, indem er Ihre auf- und absteigende Energie fließen lässt,

- hilft Ihren Hüften und Oberschenkeln, unabhängig davon, welche Gebrechen sich dort eingenistet haben,
- verbindet Ober- und Unterkörper harmonisch miteinander,
- bessert Schlaflosigkeit und fördert einen erholsamen Schlaf,
- fördert das vollständige Gleichgewicht zwischen Geist und Körper, Geist und Inkarnation.

15.

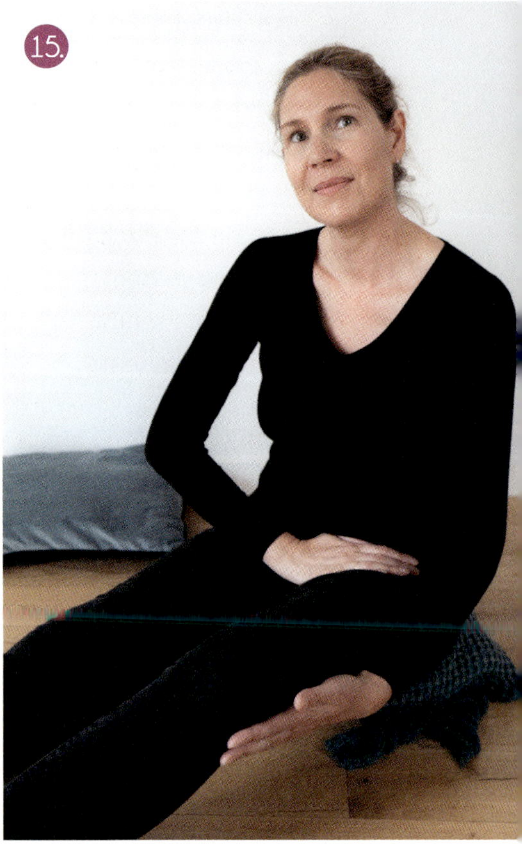

15. Die linke Hand bleibt auf dem linken SES 8, und die rechte Hand wird auf der Leistenbeuge aufgelegt (SES 15 links). Dieser Schritt

- bringt Lachen und Freude,
- löst negative Emotionen auf,
- harmonisiert die Funktionen des Herzens auf körperlicher und emotionaler Ebene,
- befriedet den Geist,
- steigert die Kreativität,
- erleichtert die Anpassung an Neues,
- lässt geschwollene Beine und Füße abschwellen (ideal auch gegen Wassereinlagerungen in der Schwangerschaft (Ritual 13, Seite 121)),
- lindert Bauchschmerzen,
- hilft bei allen Beschwerden von der Hüfte bis zu den Füßen und unterstützt alle damit verbundenen Heilungsmethoden.

16. Die linke Hand bleibt auf dem linken SES 8. Lassen Sie die rechte Hand außen zum linken Fußknöchel (SES 16 links) gleiten. Dieser Schritt

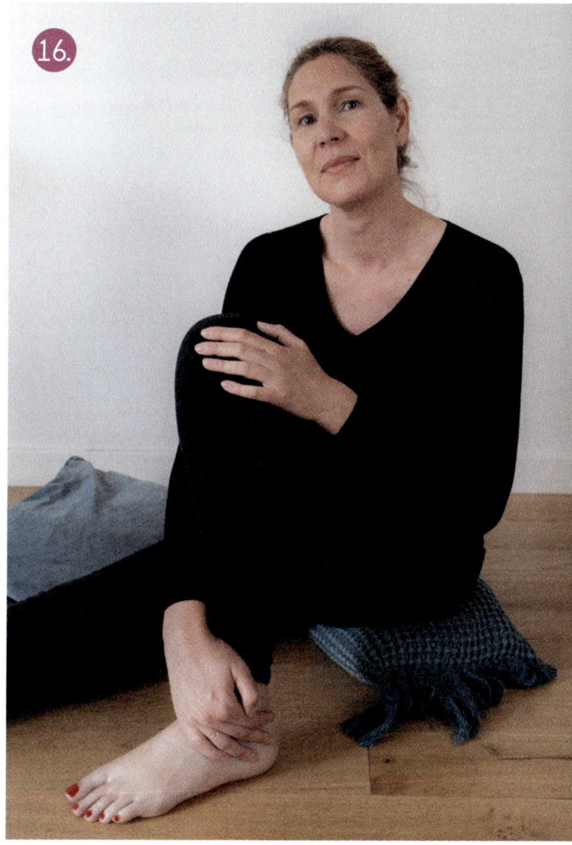

- bricht bestehende Strukturen auf, um Neues entstehen zu lassen,
- ist Ihr innerer Therapeut – zum Greifen nah! – und erleichtert den Geist, eine wertvolle Hilfe selbst bei Niedergeschlagenheit oder Depressionen,
- fördert eine gute innere und äußere Wundheilung, ideal vor und nach einer Operation,
- beseitigt Tränensäcke unter den Augen,
- verhindert und lindert Augenlid- und Sehstörungen,
- balanciert das Skelett aus, Ihre Struktur, als Ihr innerer Architekt,
- strafft die Muskeln,
- verbessert die Ausscheidungsfunktionen des Körpers,
- löst Spannungen im Kopf und alles, was dort passiert: Kopfschmerzen, Migräne, Schädeltrauma, Zahnschmerzen,
- stoppt Ohrgeräusche wie das Klingeln bei Tinnitus,
- vermeidet Rückenverspannungen und löst sie auf,
- unterstützt das Fortpflanzungssystem,
- ist ein natürlicher Entzündungshemmer.

17. Die linke Hand ruht immer noch auf dem linken SES 8, während die rechte Hand auf die Außenseite des linken Handgelenks gelegt wird (SES 17 links). Dieser Schritt

- beruhigt und gleicht das Nervensystem und den Geist aus,
- entspannt den Geist,
- lässt Ödeme abschwellen und lindert schwere Beine,
- steigert die Libido,
- hilft bei Problemen mit den Knöcheln (Verstauchungen, Schmerzen),
- löst Spannungen im Herzbereich,
- pflegt und lindert Brustverspannungen, auch während des Stillens bei Milchstau,
- hilft, den Rücken zu entspannen,
- fördert die Intuition,
- leistet große Unterstützung bei chronischen Krankheiten und Schmerzen,
- hilft Ihnen, sich und Ihr Leben zu transformieren.

17.

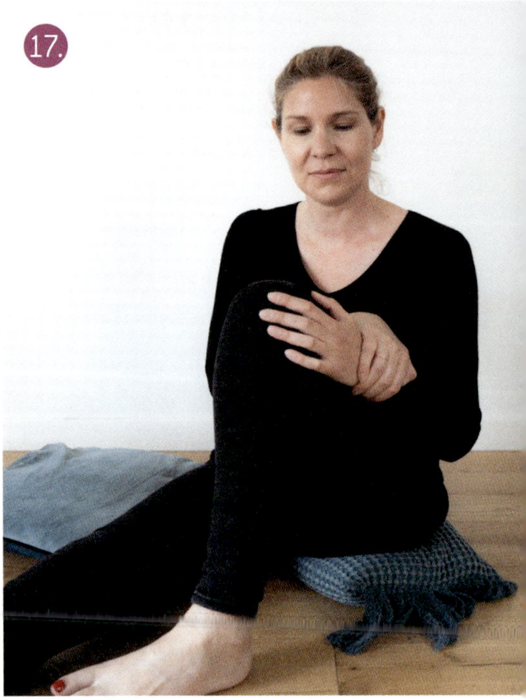

18. Die linke Hand bleibt auf dem linken SES 8. Halten Sie mit der rechten Hand den linken Daumenballen (SES 18 links). Dieser Schritt

- verankert Sie in Ihrem Körper, Ihrer Propriozeption, Ihrem Körperbewusstsein,

18.

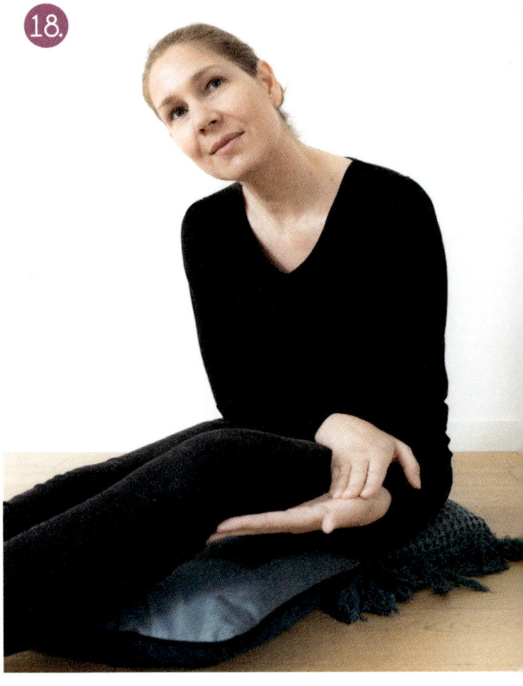

- öffnet und entlastet den Brustkorb und hilft bei Verkrampfungen,
- lindert einen steifen Rücken,
- bekämpft Schlaflosigkeit,
- löst Kopfschmerzen,
- beruhigt Körper und Geist.

19.

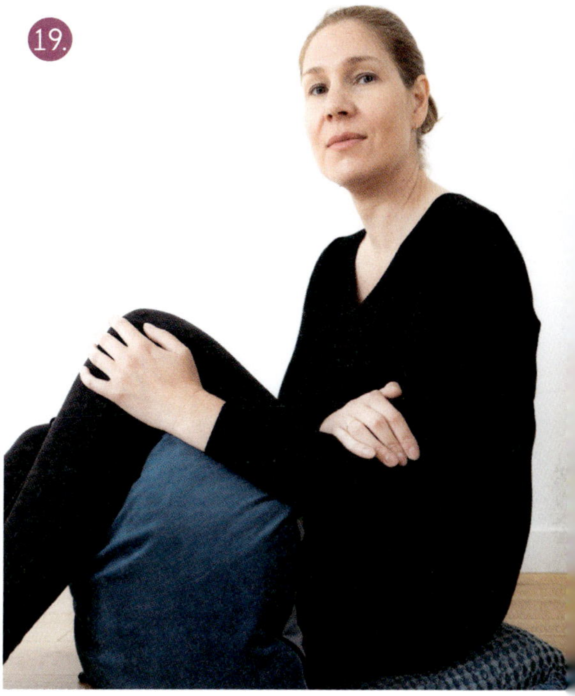

19. Die linke Hand bleibt auf dem linken SES 8, und die rechte Hand bringen Sie zum linken Ellenbogen außen (SES 19 links), in die kleine Vertiefung (oder dorthin zurück, wenn Sie diese Variante gewählt hatten). Dieser Schritt

- ist die Sonne in Ihnen,
- sagt: »Lass dein Licht leuchten, sei, wer du bist!«,
- lehrt Sie, sich selbst zu lieben und zu kennen,
- vermittelt kollektive Intelligenz und natürliche Führungskraft, ohne andere zu erdrücken – einfach indem man sich selbst treu bleibt,
- ermöglicht eine flüssige Atmung,
- harmonisiert die Verdauung,
- sorgt für ein allgemeines Wohlbefinden,
- stellt Ihnen die Frage, wo Ihre Wahrheit liegt, und hilft Ihnen, »dabeizubleiben«,
- entlastet Sie von all Ihren negativen Einstellungen und Emotionen, von denen Sie erfüllt sind,
- lindert Rückenschmerzen,
- entlastet den Brustkorb (Lunge und Brüste).

20. Die linke Hand liegt auf dem linken SES 8. Die rechte Hand wandert nach oben zur Stirn und liegt über dem linken Auge auf (SES 20 links). Dieser Schritt

- berührt Ihre Ewigkeit, diesen erwachten, hohen, spirituellen, universellen Teil Ihrer selbst, Ihr immerwährendes Bewusstsein,
- unterstützt jede geistige Aktivität: Gedächtnis, Konzentration, Lernen,
- lehrt Sie, innezuhalten, tief in sich hineinzuschauen und auf sich selbst zu hören,
- schenkt Gleichgewicht und Harmonie in jeder Hinsicht – mental, emotional und körperlich,
- ist ein bisschen wie eine übergeordnete Sicht auf Sie selbst und Ihr Leben, oder wie eine Sicht von unten (denn ist das letztendlich nicht alles das Gleiche?),
- leert den Kopf.

20.

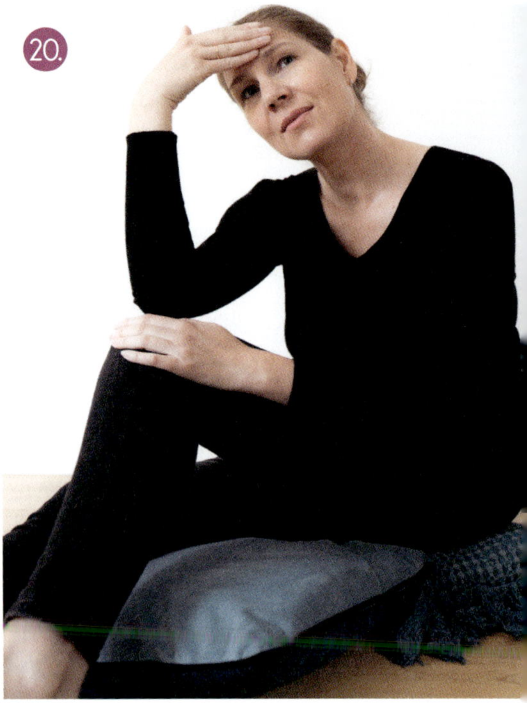

21. Die linke Hand bleibt auf dem linken SES 8. Legen Sie die rechte Hand unter den linken Wangenknochen (SES 21 links). Dieser Schritt

- befreit von mentalen Belastungen,
- vermittelt Ihnen tiefe Sicherheit,
- verleiht Gleichgewicht in allen Dingen,

21.

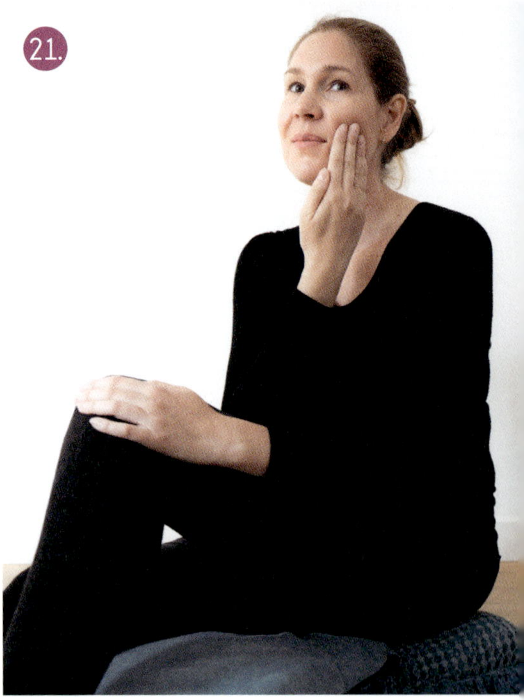

- lindert Schwindelgefühle,
- gleicht zu viel oder zu wenig Gewicht aus,
- löst psychische und energetische Überschüsse auf, so wie man auf einem Smartphone Platz frei macht, indem man unnötige Apps schließt oder löscht,
- lädt die Batterien des Körpers gründlich auf,
- hilft Ihnen, das Leben körperlich über den Magen und mental über die Entspannung zu verarbeiten.

22. Die linke Hand bleibt auf dem linken SES 8. Bewegen Sie die rechte Hand weiter nach unten: Positionieren Sie sie mittig unter dem linken Schlüsselbein, so als wollten Sie den Schlüsselbeinknochen leicht nach oben drücken (SES 22 links). Dieser Schritt

- lässt Sie alle Herausforderungen des Lebens meistern, ob groß oder klein,
- bringt alles in ein perfektes Gleichgewicht – ideal, wenn man nicht weiß, wie man Prioritäten setzt,
- löst mentalen, körperlichen, Verdauungs- und emotionalen Stress,
- macht Sie glücklich, egal was passiert und wo Sie sind,
- lindert Jetlag,
- pflegt Kiefer, Zähne und Zahnfleisch,
- lehrt Sie loszulassen, was Sie loslassen müssen, und festzuhalten, was gut für Sie ist.

22.

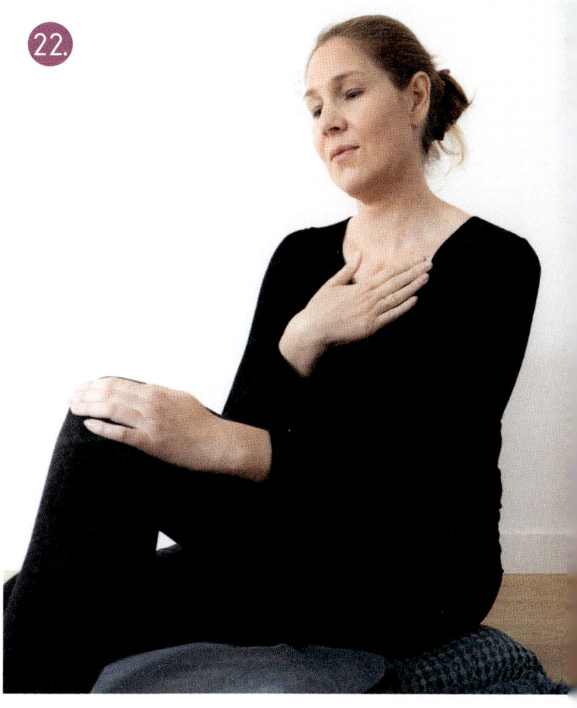

23. Die linke Hand bleibt auf dem linken SES 8, und die rechte Hand wandert über den Rücken und kommt links der Wirbelsäule unterhalb der Rippen zum Liegen (SES 23 links). Dieser Schritt

- bringt Ihr Leben in den Flow,
- steuert die Zirkulation in Ihrem Körper, insbesondere die des Blutes, daher ideal bei Durchblutungsstörungen,
- unterstützt Sie bei Infektionen,
- harmonisiert die Funktionen der Nebennieren, also die Ausschüttung von Cortisol und Adrenalin, was wiederum den Blutdruck ausgleicht,
- verleiht körperliche Beweglichkeit und Geschmeidigkeit,
- hält den Geist durch optimale Gehirndurchblutung klar und stark,
- lädt dazu ein, langsamer zu werden und den Augenblick zu genießen,
- stärkt die Geduld,
- lehrt, miteinander zu leben, und lässt Egoismus schmelzen,
- entlastet von Angst.

23.

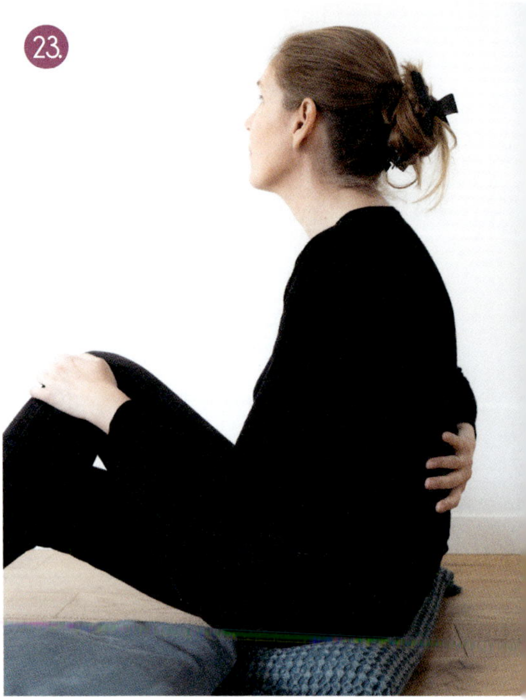

24. Die linke Hand bleibt auf dem linken SES 8, und die rechte Hand kehrt zur Körpervorderseite zurück: Legen Sie sie auf die Außenkante des linken Fußes (SES 24 links). Dieser Schritt

24.

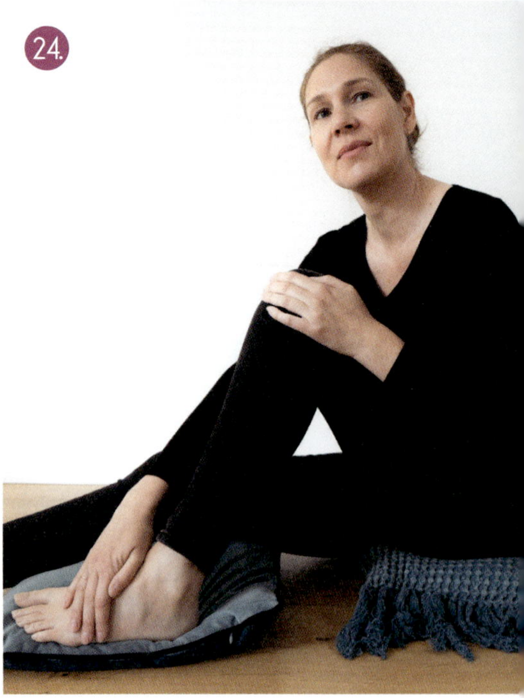

- harmonisiert das, was Sie als chaotisch wahrnehmen: Gedanken, Ängste oder sogar Ihr ganzes Leben,
- befriedet körperliche und geistige Unruhe,
- führt Sie auf die Stufe des universellen Verständnisses,
- befreit Kreativität,
- löst Eifersucht, Rachegelüste und Sturheit auf,
- begleitet Sie auf dem Weg zum Ausdruck Ihres vollen Potenzials,
- bringt vollständigen Frieden für Geist und Körper,
- schenkt Ihnen ein Lächeln, Klarheit und Fülle.

25. Die linke Hand bleibt auf dem linken SES 8. Gleiten Sie mit der rechten Hand unter die linke Pobacke, auf Höhe des Sitzbeinhöckers (SES 25 links). Dieser Schritt

- lässt Sie ruhig und mühelos regenerieren,
- energetisiert den Geist,
- stärkt den Körper und ersetzt körperliche Betätigung, wenn man nicht dazu in der Lage ist,
- ermöglicht Konzentration und ist ideal für sogenannte hyperaktive Menschen,
- entspannt Körper und Geist tiefgehend und lädt beides wieder auf,
- verhindert und beruhigt Burn-out,
- unterstützt das Lernen und lindert alle »Dys«-Störungen (wie Dyslexie oder Dyskalkulie),
- verbindet Sie tief mit sich selbst, um eigene Lösungen zu finden.

25.

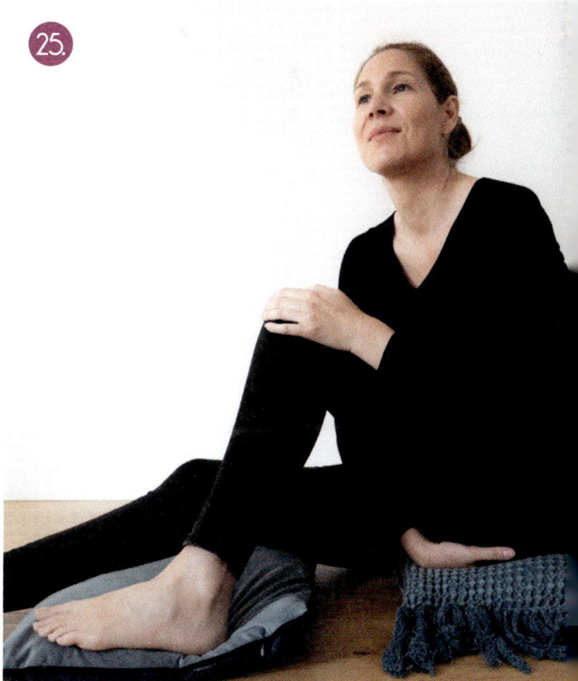

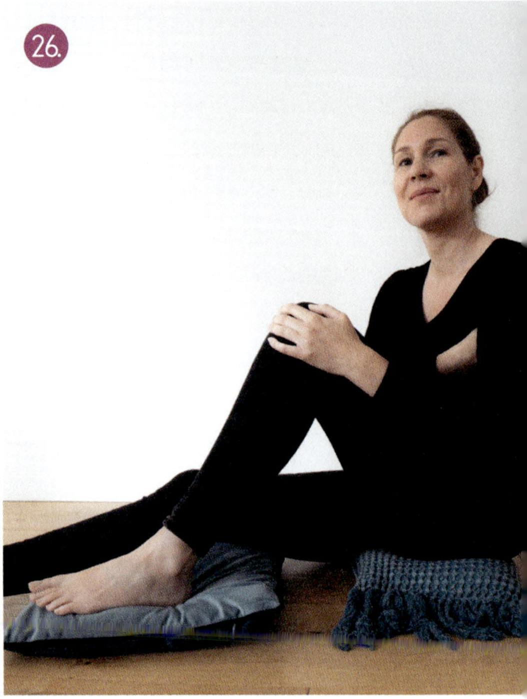

26. Die linke Hand bleibt noch einmal auf dem linken SES 8, und die rechte Hand beendet das Ritual schließlich unter der linken Achselhöhle. Die Fingerspitzen zeigen dabei in Richtung des linken Schulterblatts (SES 26 links). Dieser Schritt

- vermittelt das Gefühl, dass alles vollständig ist, dass es an nichts fehlt,
- zeigt Ihnen, dass Sie sich nicht begrenzen müssen,
- lässt Angst und alle negativen Einstellungen und Gefühle zurück,
- ermöglicht es Ihnen, das, was ist, so zu empfangen, wie es ist, und seine Vollkommenheit zu erkennen,
- unterstützt die geistigen Funktionen,
- öffnet die Atmung,
- bringt die Verdauung ins Gleichgewicht,
- enthüllt Sie so, wie Sie sind, und zeigt Ihnen, dass Sie es wert sind, sich selbst zu lieben.

Für die rechte Seite: Legen Sie während der ersten 8 Schritte die linke Hand auf die Innenseite des rechten Knies (SES 1 rechts). Formen Sie mit dem rechten Daumen und Ringfinger einen Kreis. Legen Sie die rechte Hand auf den rechten Beckenkamm (SES 2), dann auf die rechte Schulter – Finger zwischen Wirbelsäule und oberem Schulterblatt (SES 3) –, dann auf den Hinterkopf auf der rechten Seite (SES 4), danach in die Mulde unter dem rechten Knöchel innen (SES 5), dann auf das rechte Fußgewölbe (SES 6), weiter auf die Unterseite des rechten großen Zehs (SES 7) und schließlich an die Außenseite des rechten Knies (SES 8). Die rechte Hand bleibt dort bis zum Ende des Rituals. Die linke Hand geht nun zur Basis des rechten Schulterblatts (SES 9), dann zur Mitte des rechten Schulterblatts (SES 10), danach liegt sie auf der rechten Schulter (SES 11), auf der rechten Seite des Nackens (SES 12) und über der rechten Brust (SES 13). Dann wird sie über der Leber platziert (SES 14), auf der rechten Leistenbeuge (SES 15), dann in der Mulde unter dem rechten Knöchel außen (SES 16), an der Außenseite des rechten Handgelenks (SES 17), danach an der Basis des rechten Daumens (SES 18) und weiter an der Außenseite des rechten Ellenbogens (SES 19). Im nächsten Schritt legen Sie sie auf die Stirn über dem rechten Auge (SES 20), dann unter den rechten Wangenknochen (SES 21), unter das rechte Schlüsselbein (SES 22), dann auf den Rücken in Höhe der unteren Rippen auf der rechten Seite (SES 23), als Nächstes auf die Außenkante des rechten Fußes (SES 24), unter die rechte Seite des Gesäßes (SES 25) und schließlich in die Achselhöhle, die Finger zeigen dabei in Richtung des rechten Schulterblatts (SES 26).

ZUR PRAXIS

Dieses Ritual mag lang erscheinen, aber denken Sie daran, dass es ein echtes Geschenk ist, denn es sorgt für einen vollständigen Ausgleich. Sie können es in einer einzigen Sitzung von 30 bis 60 Minuten (15 bis 30 Minuten pro Körperseite) durchführen oder nur 5 bis 6 Schritte pro Tag machen und so über 5 Tage hinweg mit dem Ritual fortfahren. Dadurch verlängert sich zwar die Dauer des ursprünglichen 21-Tage-Programms, aber die Kunst des Jin Shin Jyutsu wird noch besser in Ihr Leben integriert.

TAG 14: AUF EINEN BLICK

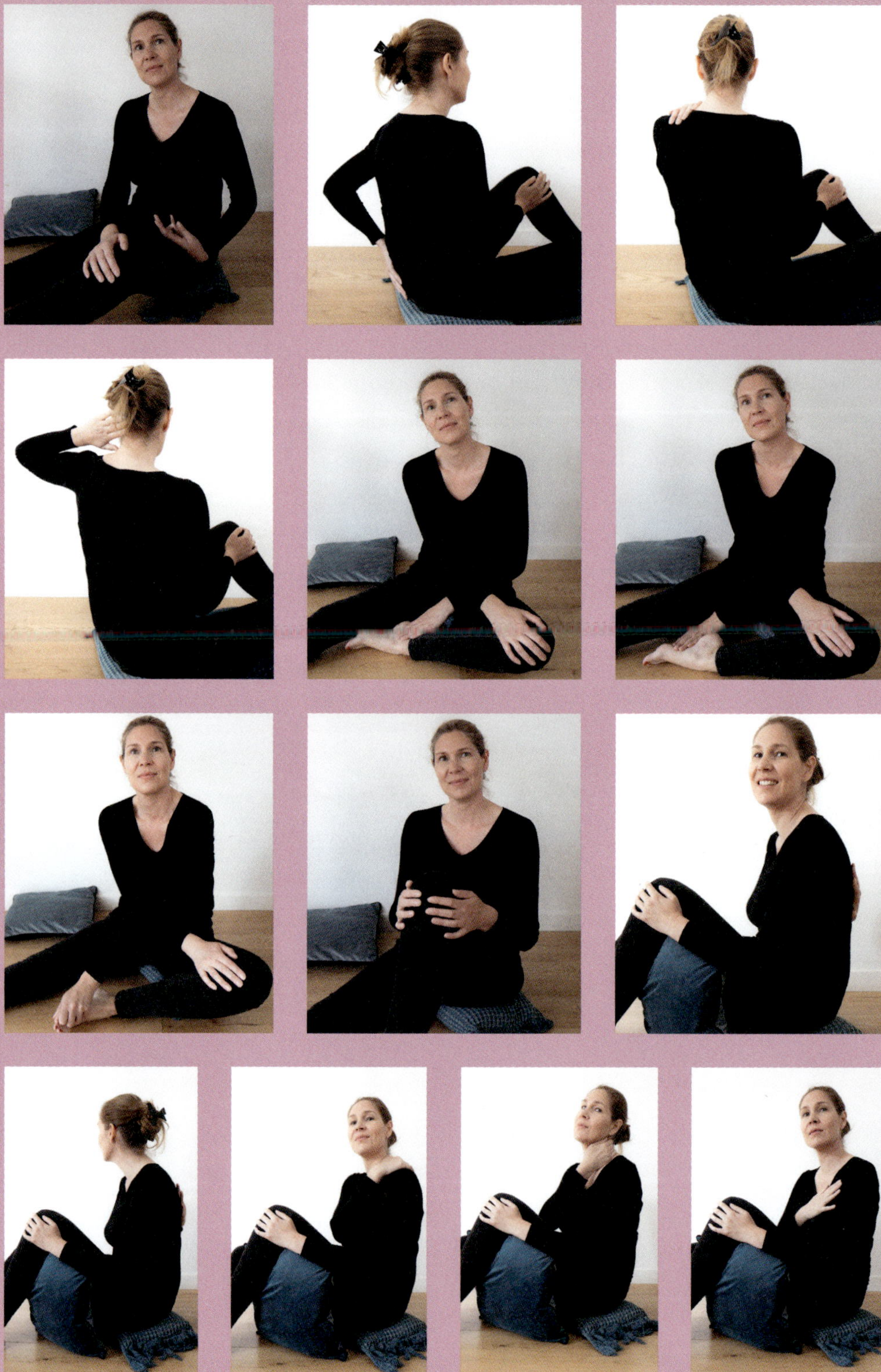

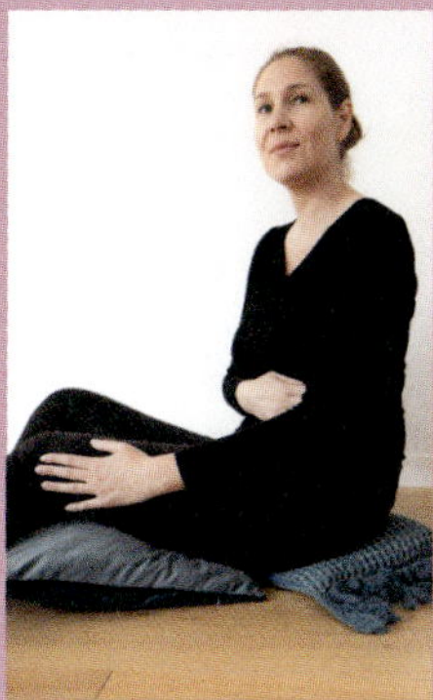
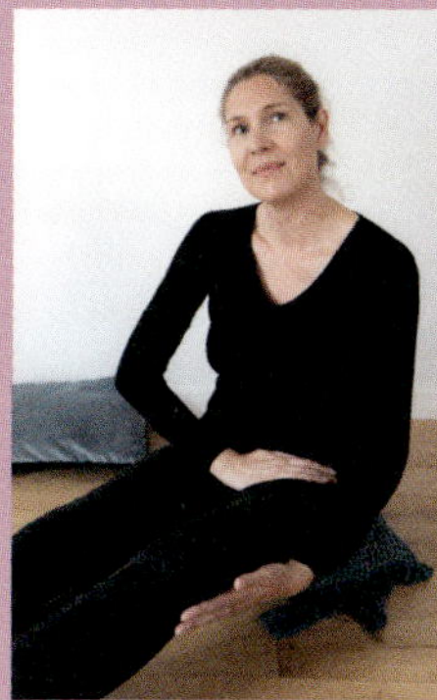
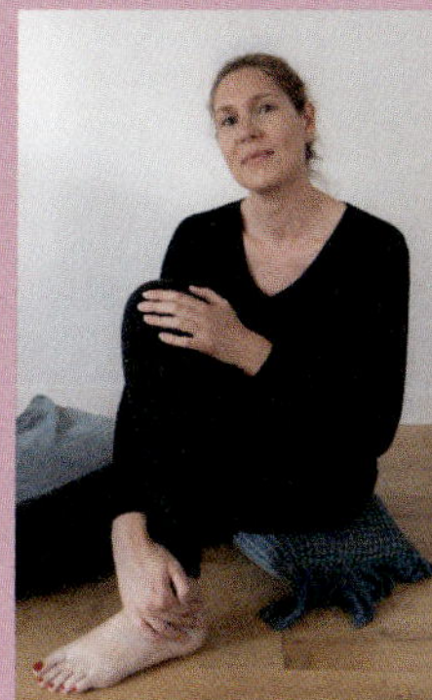
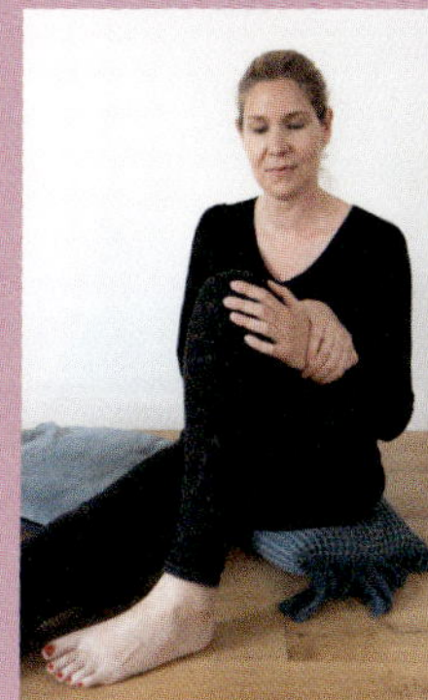
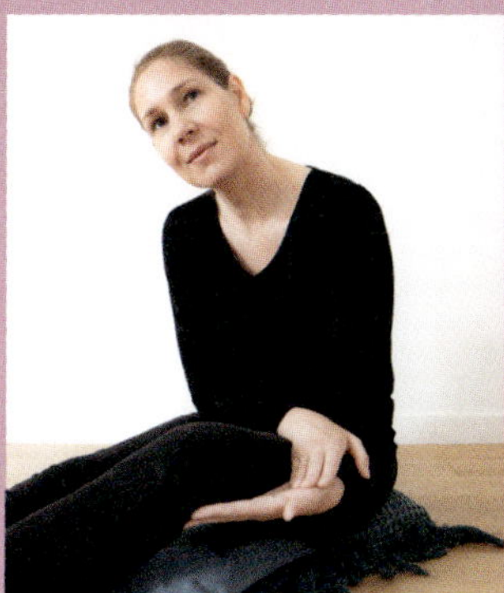
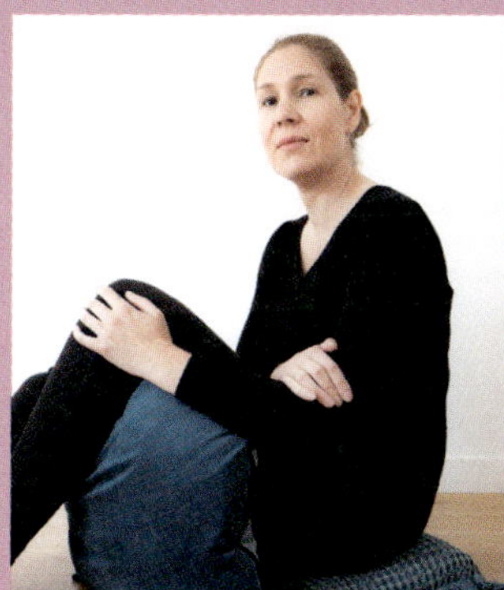
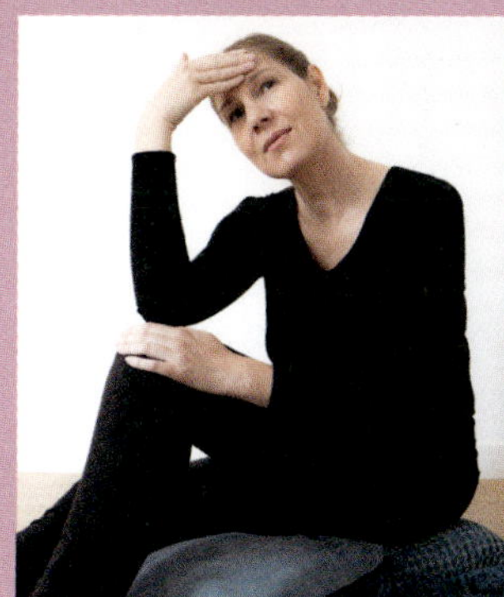
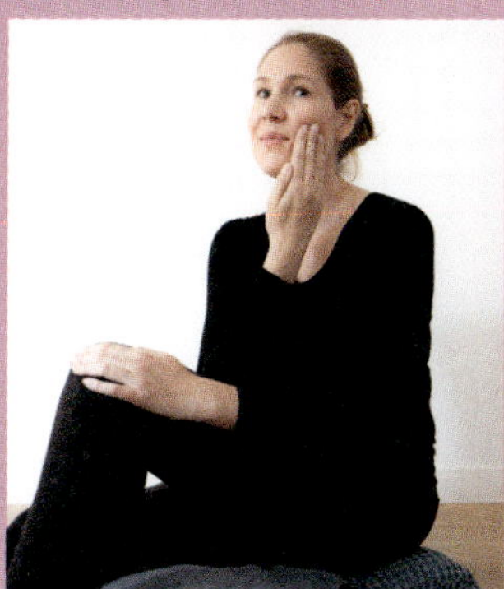
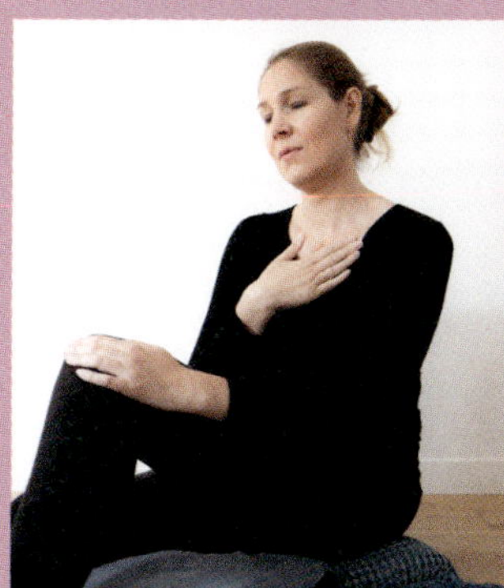
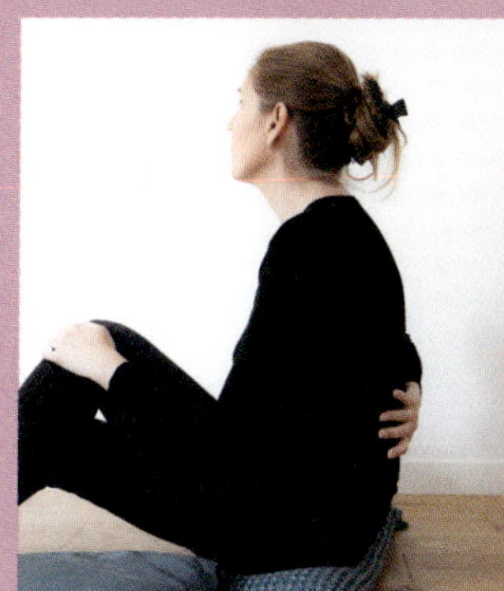
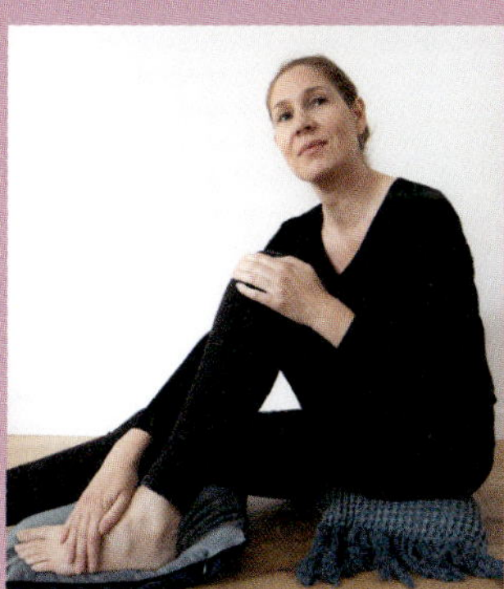
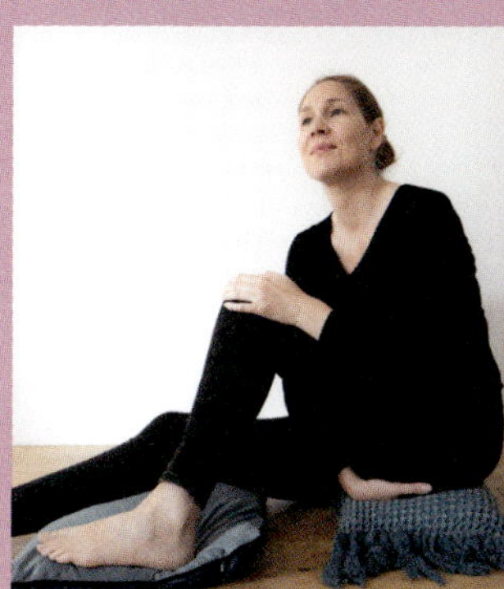
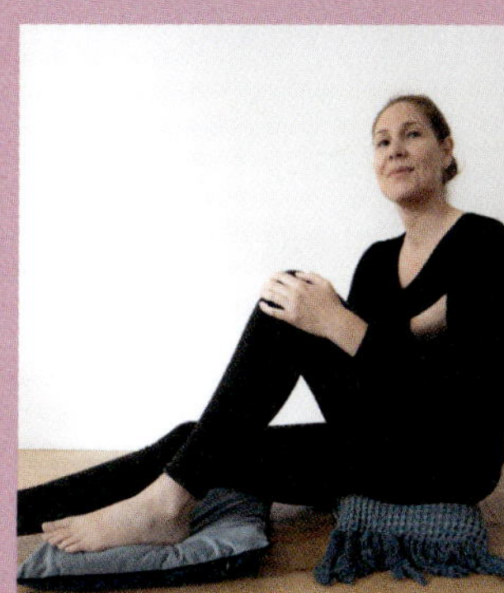

TAG 15
Verankerungsritual

Nabel der Welt

»Dank dieses Bewusstseins wird ein tiefes Gefühl von Frieden, Ruhe, Sicherheit und Einheit spürbar. Nichts und niemand kann mir das nehmen.«

Mary Burmeister, *Buch 1*

Nun kommen wir zu einem äußerst nährenden und wohltuenden Strömen, einem kraftvollen Ritual zur Verankerung, zur Verbindung mit sich selbst, mit dem eigenen Auf und Ab, mit der Welt und dem gesamten Universum. Es stammt aus dem Nabelstrom, der in Einzelsitzungen von Jin-Shin-Jyutsu-Praktiker*innen gelehrt wird, ist in diesem Fall aber eine Version, die für die Selbsthilfe geeignet ist. Auch hier danke ich Sara Harper, einer langjährigen Jin-Shin-Jyutsu-Ausbilderin, dafür, dass sie dieses Ritual systematisch in ihre Vermittlung von Selbsthilfe einbaut. Es hat mir in der Vergangenheit geholfen, viele schwierige Momente zu bewältigen, und das ist immer noch so.

Dieses Ritual ist gut geeignet bei intensiver körperlicher Müdigkeit und Erschöpfung: Es wird Menschen empfohlen, die sich etwa einer Chemotherapie unterziehen müssen oder sich am Ende ihrer Kräfte fühlen.

Eine Besonderheit dieses wunderschönen Rituals ist, dass es Lebenstraumata heilt, egal welche, selbst wenn sie Jahrzehnte zurückliegen. Das sollten Sie sich unbedingt gönnen …

Die Schritte des Rituals

1. Legen Sie die rechte Hand auf Ihre linke Schulter (SES 11). Diese Hand dient als Verankerung und wird ihre Position während des gesamten Rituals nicht ändern. Platzieren Sie Ihre linke Hand auf der rechten Seite Ihres Nackens (SES 12). Dieses Ritual hilft

   - beim Aussortieren und Beurteilen,
   - die Erb- und Genketten zu harmonisieren und sich davon zu lösen,
   - bei repetitiven Verhaltensweisen oder Ereignissen,
   - den Hormonen und der Schilddrüse,
   - Unhörbares zu erkennen und im Leben zwischen den Zeilen zu lesen,
   - beim Loslassen,
   - Ihnen, Ihre Schattenseiten zu mögen,
   - Wut aufzulösen,
   - zu vertrauen.

2. Legen Sie nun die linke Hand auf die Stirn über dem rechten Auge (SES 20). Dieser Schritt hilft

   - der Intuition,
   - bei der Verbindung mit etwas Größerem – Ihrem spirituellen Teil, dem Universum oder Gott,
   - Distanz zu gewinnen,
   - der Verdauung,
   - die Stille willkommen zu heißen.

1.

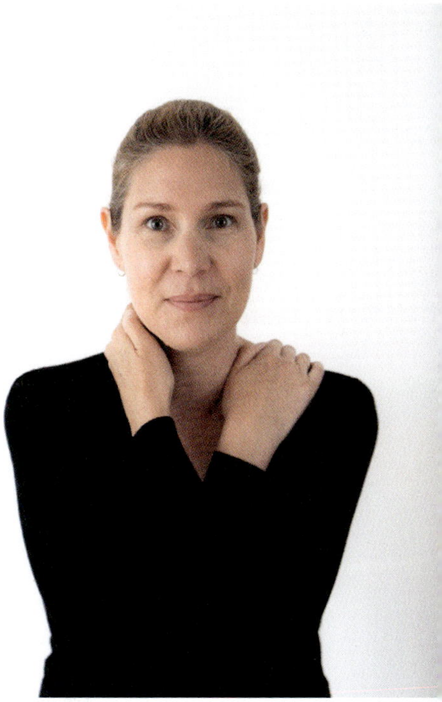

2.

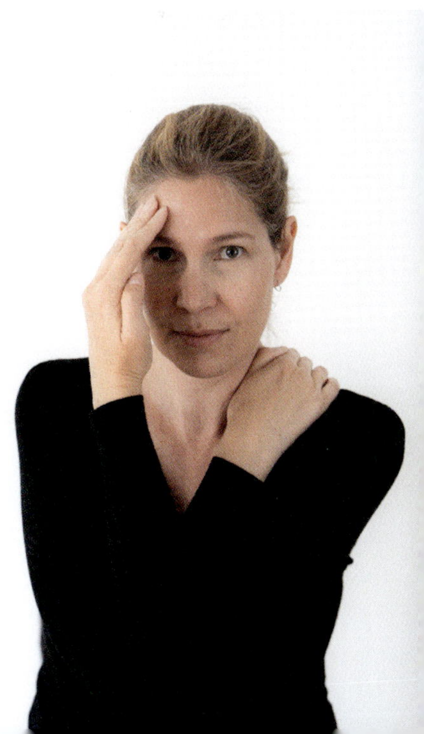

3. Legen Sie die linke Hand schließlich auf die linke Seite Ihres Nackens (SES 12 links), um die in Schritt 1 beschriebenen Vorteile auch in der linken Körperhälfte zu aktivieren.

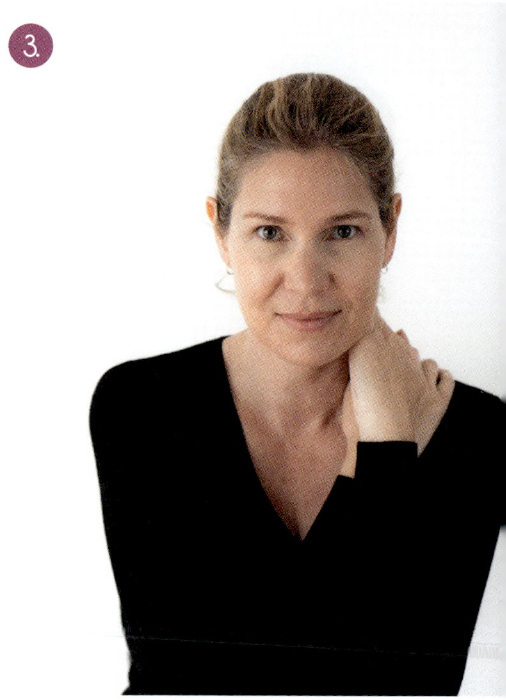

Für die rechte Seite: Kehren Sie die Position Ihrer Hände um; die linke Hand greift über die rechte Schulter (SES 11 rechts) und bleibt dort liegen. Legen Sie die rechte Hand auf die linke Seite des Nackens (SES 12 links), dann auf die linke Seite der Stirn (SES 20 links) und schließlich auf die rechte Seite des Nackens (SES 12 rechts).

ZUR PRAXIS

Dieses Ritual eignet sich sehr gut für Zeiten, in denen Sie niedergeschlagen oder total erschöpft sind, stark an sich zweifeln oder viel grübeln. Wenn Sie eine große Lebensprüfung durchmachen, sei es körperlich, emotional oder, wie es oft der Fall ist, beides gleichzeitig, wird dieses Ritual ein wertvoller und kraftvoller Begleiter sein, um Sie schnell wieder auf die Beine zu bringen.

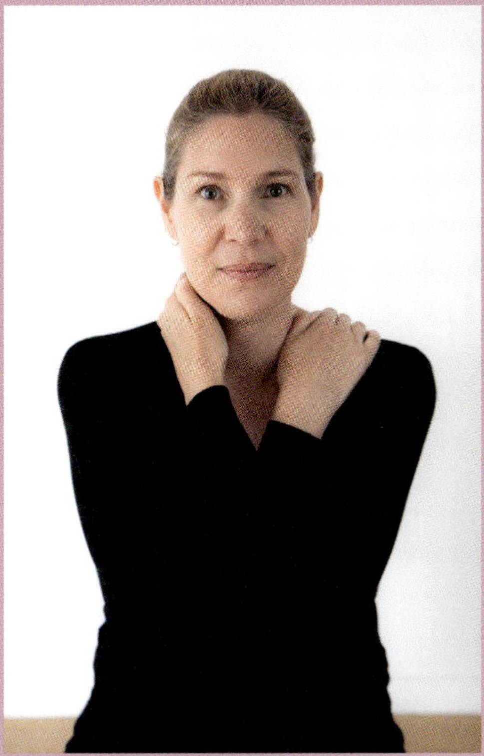

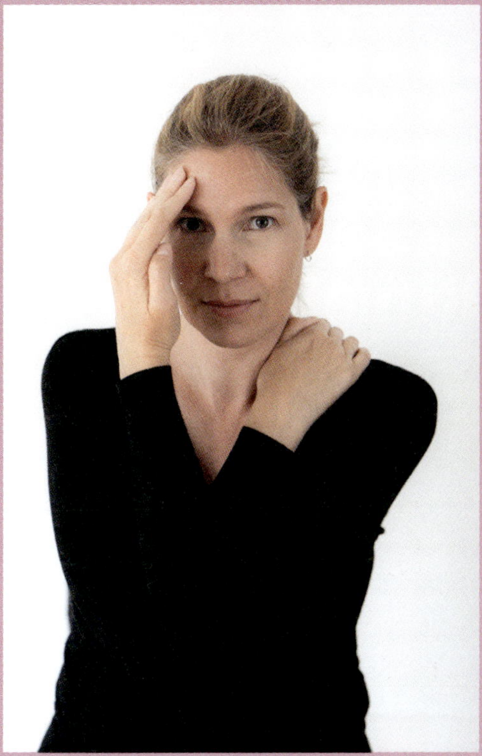

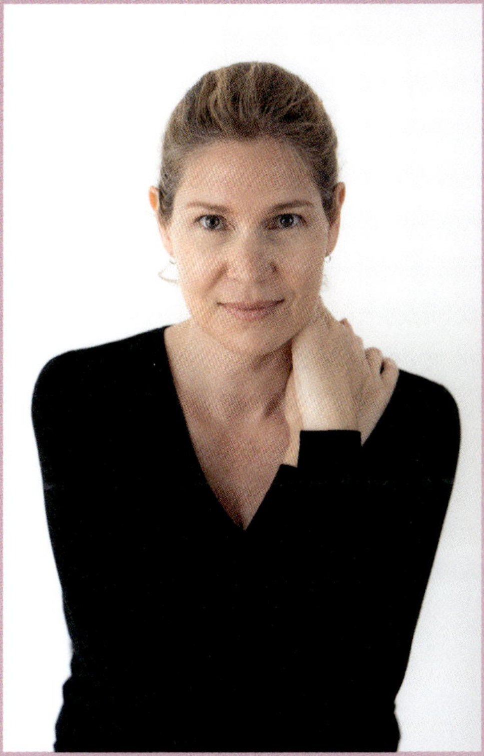

TAG 16
Ritual zum Vorbeugen und Heilen

Ein gutes Auge haben

»Schauen Sie hin, bis Sie hören können. Hören Sie hin, bis Sie sehen können.«

Mary Burmeister, *What Mary Says*, ...

Der Mensch ist ein visuelles Wesen. Seit sich unsere entfernten Vorfahren auf die Hinterbeine gestellt haben, ist das Sehen der Sinn, der in unserem Lebensstil am meisten an Bedeutung gewonnen hat. Es ist auch der Sinn, den wir heute manchmal überstrapazieren, sei es bei der Arbeit oder zu Hause, wo wir an Computer- und Smartphone-Bildschirme gefesselt sind. Dieses Ritual zielt also darauf ab, Ihre Augen zu pflegen, sei es in Bezug auf Verspannungen oder die Sehkraft selbst.

Sie werden feststellen, dass einige Schritte angenehmer sind als andere. Besonders bei diesem Ritual können Sie sich erlauben, nur einen der Schritte zu wählen und ihn regelmäßig zu praktizieren oder auch jeden Tag die Schritte zu wechseln.

Die Schritte des Rituals

1. Da die Verbindung zwischen Gehirnhälften und Augen über Kreuz verläuft, legen sie für das linke Auge Ihre linke Hand rechts unten an den Hinterkopf (SES 4 rechts) und Ihre rechte Hand unter Ihren linken Wangenknochen (SES 21 links). Dieser Schritt hilft bei

   - Sehstörungen, zum Beispiel sich bewegende Flecken im Sichtfeld,
   - Glaukomen,
   - Verspannungen der Augen,
   - Verlust der Sehschärfe,
   - Schmerzen hinter den Augen,
   - Augenmigräne,
   - der Vorbereitung und Erholung im Fall einer Augenoperation.

   Für die rechte Seite: Um das rechte Auge zu unterstützen, genügt es, die Position der Hände zu tauschen: rechte Hand an den Hinterkopf links unten (SES 4 links) legen und die linke Hand unter den rechten Wangenknochen (SES 21 rechts).

1.

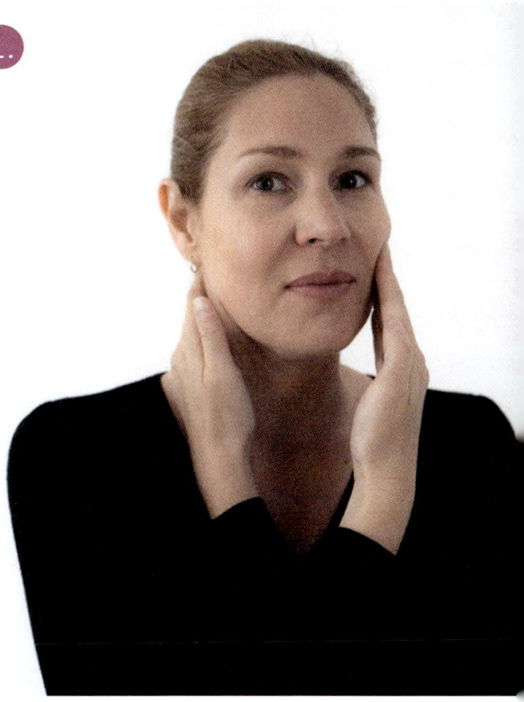

2. Dieser Schritt, bei dem Sie die Augen abdecken, kann auf beiden Seiten gleichzeitig durchgeführt werden. Bilden Sie mit Ihren Händen Schalen, wobei die Handbasis jeweils unterhalb des Wangenknochens (SES 21) und die

2.

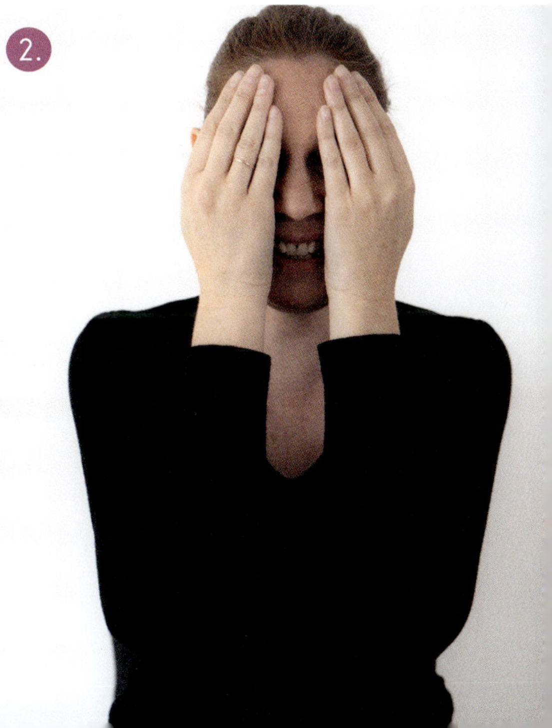

Fingerspitzen auf beiden Seiten der Stirn (SES 20) aufliegen. So haben Sie eine Art Schutz über den Augen! Und das tut gut, denn diese einfache Haltung hilft

- bei Verspannungen oder Beschwerden in und hinter den Augen,
- bei Augenermüdung,
- bei Brain Fog, der zu spüren ist, wenn zu viel Zeit am Bildschirm verbracht wird,
- all diesen Beschwerden vorzubeugen, bevor Sie eine längere Arbeit am Bildschirm beginnen,
- beim Verarbeiten eines Arbeitstages, der die Augen überstrapaziert hat,
- bei der Vorbereitung und Erholung im Fall einer Augenoperation.

3. Bei diesem Schritt können Sie wieder beide Seiten gleichzeitig strömen, indem Sie einfach jeweils Ihren zweiten Zeh an der Wurzel von oben und unten oder seitlich greifen – oder beides nacheinander. Ihre Finger fungieren dabei als Starthilfekabel, die die Energie in Ihre Zehen leiten. Winkeln Sie die Knie an, zum Beispiel im Schneidersitz, und halten Sie die beiden Zehen einfach zwischen zwei Fingern fest.

Variante: Sie können auch auf einem Stuhl sitzen und beide Zehen bequem nacheinander strömen, indem Sie einen Fuß auf das Knie des anderen Beins hochlegen.

Dieser Schritt ist vorteilhaft

- bei Überanstrengung der Augen aufgrund ungeeigneter, zucker- und fettreicher Ernährung,
- beim Verlust der Sehschärfe,
- bei Augenmigräne,
- bei allen Schwierigkeiten oder Symptomen im Bereich der Augen,
- als Vorbereitung und Erholung im Fall einer Augenoperation.

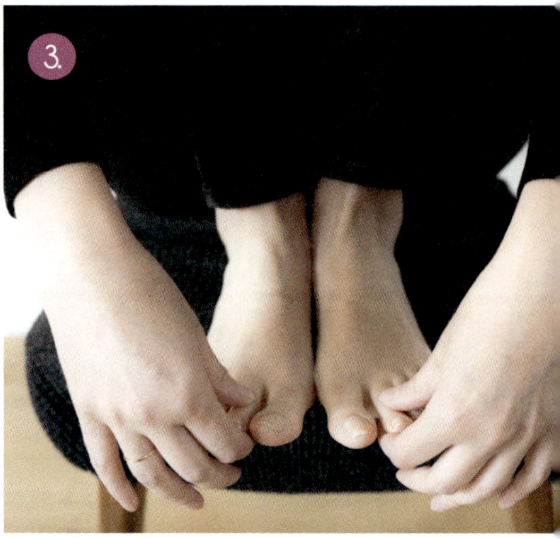

ZUR PRAXIS

Da ich Naturheilpraktikerin bin, kann ich es mir nicht verkneifen, ab und zu ein paar zusätzliche Tipps zu geben. Wenn Sie den Eindruck haben, dass Ihre Sehschärfe schwankt oder schnell abnimmt, gibt es als einfache Gegenmaßnahme die Möglichkeit, Zucker und anregende Substanzen wie Kaffee, Tee und Schokolade zu meiden. Ja, ich weiß, das ist nicht einfach, aber zumindest wissen Sie es jetzt.

Ein diskreter und effektiver Quick Fix zur Verbesserung der Sehkraft, der sogar im Büro durchführbar ist: Halten Sie Ihre Mittelfinger. Ohne Kraftaufwand, erst ein paar Minuten den einen, dann den anderen, und das täglich. Auf diese Weise können Sie sogar einschlafen (natürlich nicht im Büro!). Außerdem hilft es, wie in Ritual 3 (Seite 65), Frustrationen und Ärger abklingen zu lassen.

TAG 16: AUF EINEN BLICK

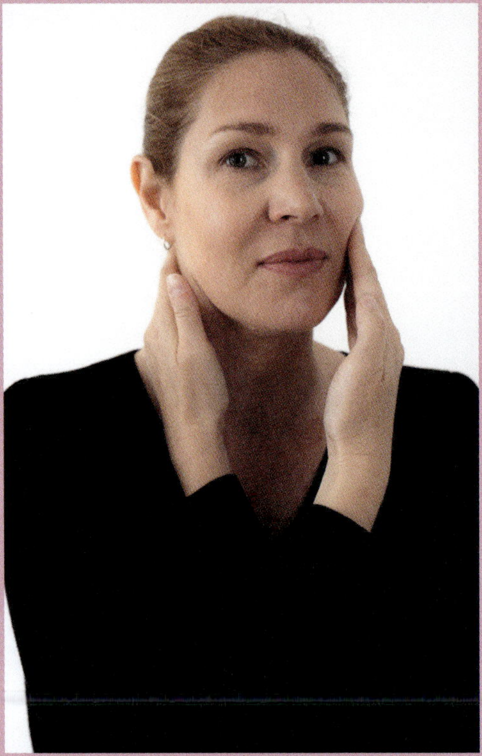

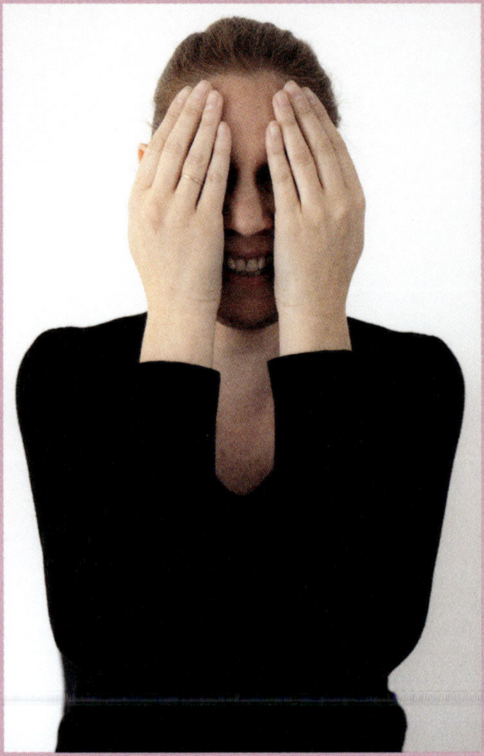

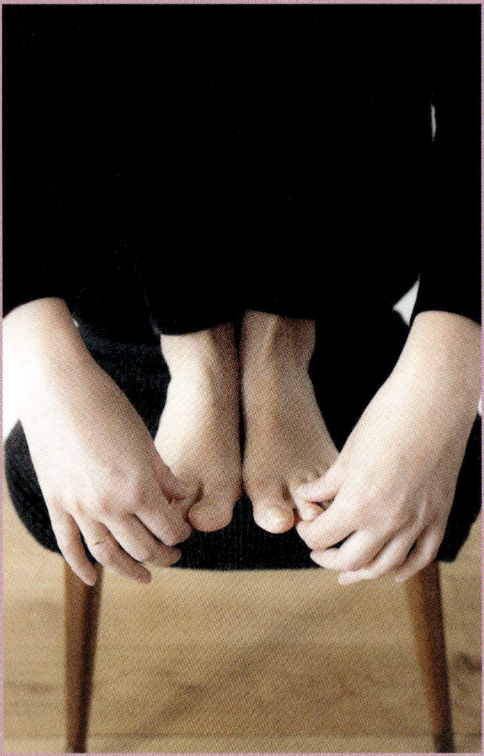

TAG 17
Ritual für mehr Energie

Magische Mudras

»Den Atem, der ich jetzt bin, genießen.«

Mary Burmeister, *Buch 3*

Mudras sind äußerst dynamische und kraftvolle Fingerhaltungen. Sie sind auf der ganzen Welt bekannt, um Körper und Seele zu heilen, und die acht, die im Jin Shin Jyutsu verwendet werden, sind die, mit denen sich Jirô Murai selbst heilte, als er glaubte, einer unheilbaren Krankheit der Verdauungsorgane zu erliegen.

Mary Burmeister empfiehlt, die Mudras in der folgenden Reihenfolge zu praktizieren und beide Seiten nacheinander zu behandeln, also: Mudra 1 auf der linken und der rechten Seite, dann Mudra 2 auf jeder Seite und so weiter.

Es genügt, zwei volle Atemzüge pro Haltung zu zählen (auch wenn man beide Seiten gleichzeitig übt) und zehn Atemzüge während des Verankerungsrituals nach den acht Mudras. So kommen wir auf 36 Atemzüge, das Symbol für die Vollständigkeit, (siehe Seite 41).

Die Schritte des Rituals

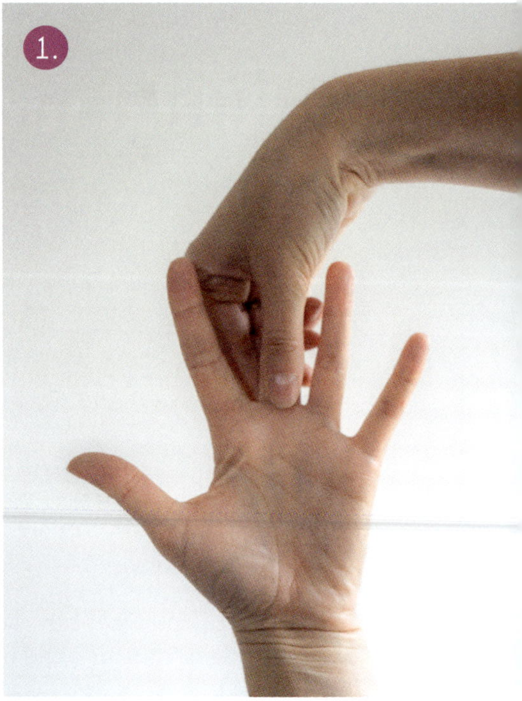

1. **Mudra:** Legen Sie die Kuppe des rechten Daumens auf der Innenseite der linken Hand gegen das unterste Glied des Mittelfingers und die übrigen Finger der rechten Hand auf die Rückseite des Mittelfingers. Dieses Mudra unterstützt Sie dabei, allen Schmutz, Staub und Dreck abzuladen, und hilft,

   - die gesamte Vorderseite des Körpers, insbesondere den Oberkörper, zu harmonisieren,
   - Kristallablagerungen im Körper zu vermeiden,
   - ruhig loszulassen,
   - chronische Müdigkeit zu lindern,
   - tief auszuatmen,
   - Frustration loszulassen,
   - den Augen Energie zu verleihen und die Sehkraft zu verbessern,
   - Entscheidungen zu treffen,
   - mit dem Prokrastinieren aufzuhören,
   - sich zu entspannen,
   - den gegenwärtigen Moment zu genießen.

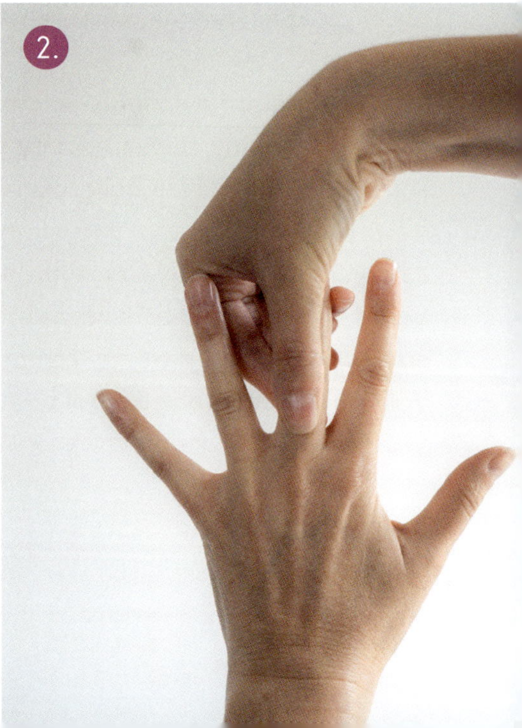

2. **Mudra:** Dieses Mudra folgt ganz natürlich auf das erste und ist die umgekehrte Geste dessen, was Sie zuvor gemacht haben: Drehen Sie die linke Hand einfach um und halten Sie die Rückseite

des linken Mittelfingers mit dem rechten Daumen. Legen Sie die übrigen Finger der rechten Hand auf die Handflächenseite des Mittelfingers. Dieses Mudra hilft, den Atem des Lebens vollständig zu empfangen und

- die gesamte Rückseite des Körpers zu entspannen: von Fuß bis Kopf,
- das Alte loszulassen, um das Neue zu empfangen,
- tief ein- und auszuatmen,
- sich lebendig und wach zu fühlen,
- sich auf den Füßen wieder wohlzufühlen,
- starke Beschwerden in den Augen zu lindern,
- eine beginnende Taubheit zu lindern,
- empfangen zu können, sich über das, was Sie haben, zu freuen, Fülle zu erleben.

3. **Mudra:** Halten Sie das mittlere Glied des linken Ringfingers und des kleinen Fingers auf der Handflächenseite mit dem rechten Daumen und legen Sie die anderen Finger um diese beiden. Das Mudra fördert Freude und hilft,

- den Körper zu beruhigen,
- Nervosität zu lindern,
- Verspannungen und Stress loszulassen,
- alle Organfunktionen zu revitalisieren,
- das Gefühl ständiger Anstrengung loszuwerden,
- Sorgen um Ihr Herz loszulassen,
- Niedergeschlagenheit zu vermeiden oder zu verringern (bei einem Mangel an Lebensfreude),
- beim Gehen nicht außer Atem zu kommen.

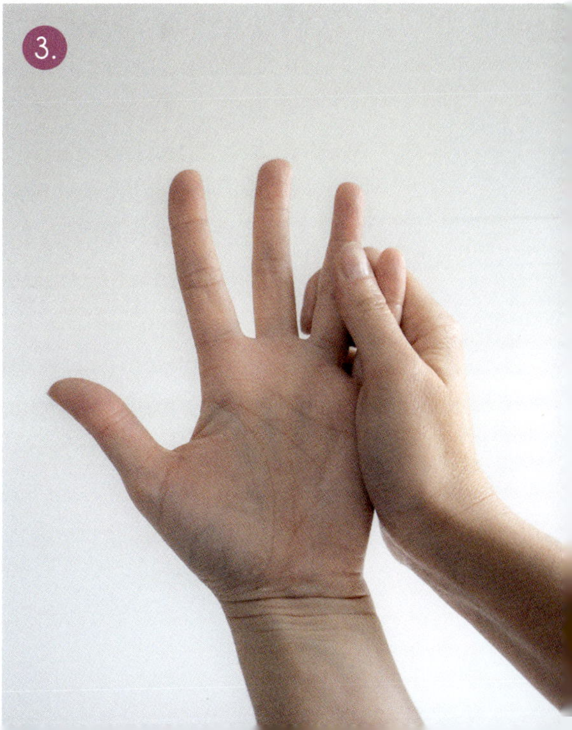

4. **Mudra:** Legen Sie den rechten Daumen auf die Rückseite des linken Daumens, Zeige- und Mittelfingers. Die restlichen Finger liegen an der Handflächenseite der drei Finger. Dieses Mudra löst alle täglichen Spannungen und Müdigkeit und hilft,

- die ständige Sorge um Gesundheit, Reichtum und Glück loszulassen,
- Angst zu vermeiden oder zu mildern,
- wegen Kleinigkeiten nicht mehr wütend oder gereizt zu sein,
- sich weniger müde oder alt zu fühlen und langsamer zu altern,
- Gefühle der Unsicherheit zu verringern,
- Grübeln zu stoppen,
- PMS (Prämenstruelles Syndrom) zu lindern.

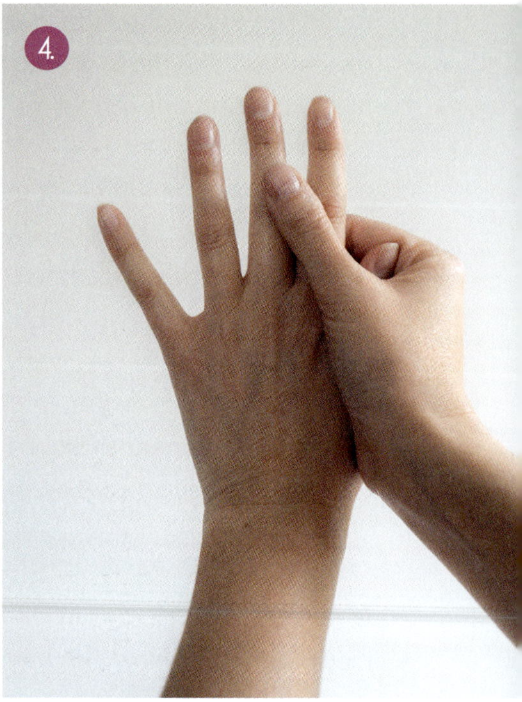

5. **Mudra:** Schließen Sie aus dem rechten Mittelfinger und dem rechten Daumen einen Kreis, dabei trifft der Nagel des Mittelfingers auf die Kuppe des rechten Daumens. Stecken Sie dann Ihren linken Daumen mit dem Nagel nach unten dazwischen. Dieses Mudra unterstützt bei Veränderungen und hilft

- bei der Revitalisierung aller Körperfunktionen,

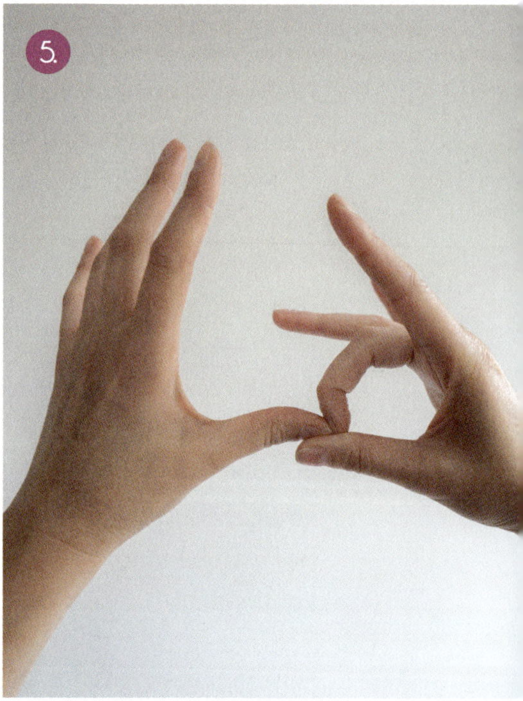

- der Atmung auf allen Ebenen,
- eine gute Beziehung zu anderen zu haben,
- seelische Verletzungen zu heilen,
- dem Verlangen nach Zucker zu widerstehen,
- Schuldgefühle loszulassen,
- Stimmungsschwankungen zu vermeiden,
- einen schönen Hautton zu haben,
- gegen ständige Müdigkeit ohne ersichtlichen Grund,
- sich nicht schwach und verletzlich zu fühlen,
- eine Ohnmacht zu verhindern, wenn man befürchtet, gleich umzukippen,
- Vergleiche mit anderen und Wettbewerbsgefühle loszulassen,
- nicht mehr über sich selbst oder andere zu urteilen,
- sich von der Frage nach dem »Warum« zu lösen.

6. **Mudra:** Ab hier werden die Mudras mit beiden Händen gleichzeitig geübt. Bleiben Sie also bei 2 Atemzügen pro Haltung. Formen Sie auf beiden Seiten gleichzeitig einen Kreis mit Daumen und Ringfinger. Dabei liegt die Daumenkuppe auf dem Nagel des Ringfingers. Sie können Ihre Hände bequem auf dem Schoß oder zu beiden Seiten Ihres Körpers in einer bequemen Position ablegen. Dieses Mudra stärkt die Atemfunktion, sie können es also auch hervorragend beim Gehen, Laufen oder anderem Training anwenden. Es hilft

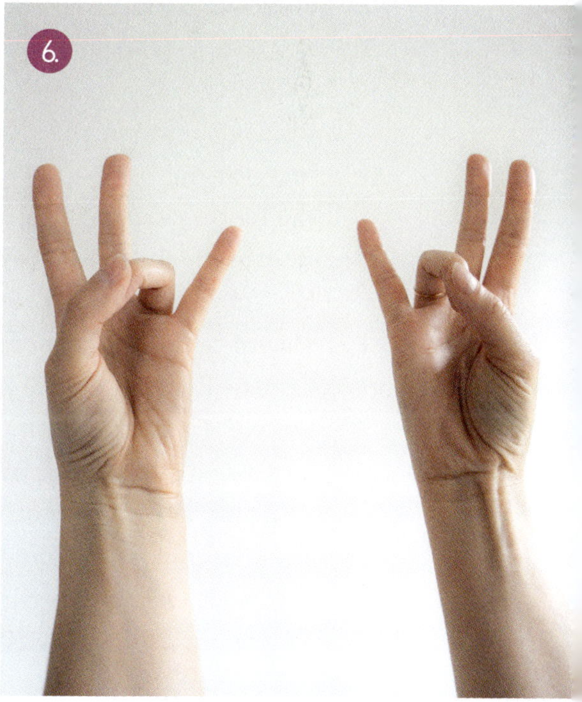

- bei Ohrenproblemen (im Flugzeug, in Höhenlage, beim Tauchen, bei Tinnitus),
- bei Asthma,
- einen klaren Kopf zu bewahren, und gegen Abschweifen,

- bei körperlicher Ungeschicklichkeit oder Unbeholfenheit in Beziehungen,
- beim Gefühl, abgelehnt oder nicht geliebt zu werden,
- bei körperlicher Anstrengung (Sport),
- der Haut, wenn sie in einem schlechten Zustand ist,
- bei Überempfindlichkeit, insbesondere wenn schnell die Tränen kommen.

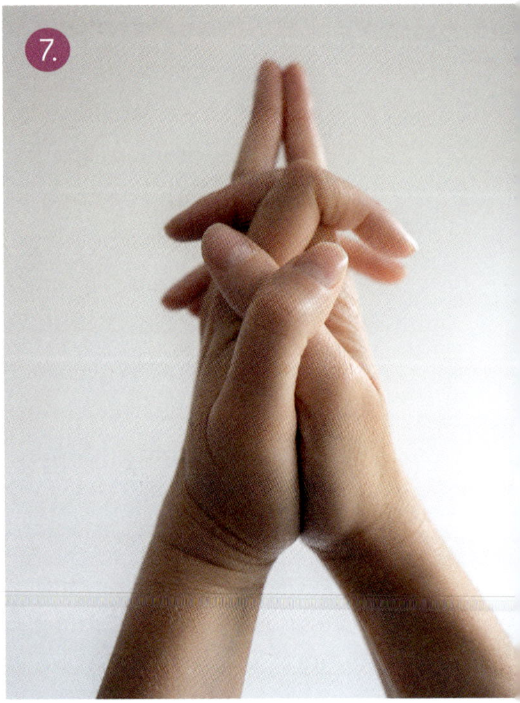

7. **Mudra:** Falten Sie die Hände. Die Handflächenseiten der beiden Mittelfinger ruhen dabei aneinander. Dieses Mudra hilft, sich selbst Zeit und Raum zu geben und auch

- alltägliche Spannungen und Stress im Kopf, in der Lunge, den Verdauungsorganen und den Beinen loszuwerden,
- loszulassen,
- die Lunge zu unterstützen,
- Bauchschmerzen zu lindern,
- die Verdauung zu erleichtern,
- Unwohlsein und Schmerzen in den Beinen zu beseitigen,
- Körper, Seele und Kopf zu harmonisieren,
- vollständig auszuatmen,
- sich selbst und andere bedingungslos zu lieben.

8. **Mudra:** Nun bringen Sie die Nägel der beiden Mittelfinger zusammen, als wollten Sie ein Herz bilden, wobei sich die Handflächen aber nicht berühren. Diese Haltung hilft beim Aufsteigen der Energie auf der Rückseite des Körpers, aber auch

- Rückenverspannungen und Stress zu aufzulösen,
- allgemeinen Stress zu vermeiden oder abzubauen,
- Wohlbefinden für den ganzen Körper zu schaffen,
- besser und tiefer einzuatmen,
- den Atem zu reinigen,
- den Solarplexus zu verwöhnen,
- den eigenen Platz als Mensch zwischen Himmel und Erde zu finden.

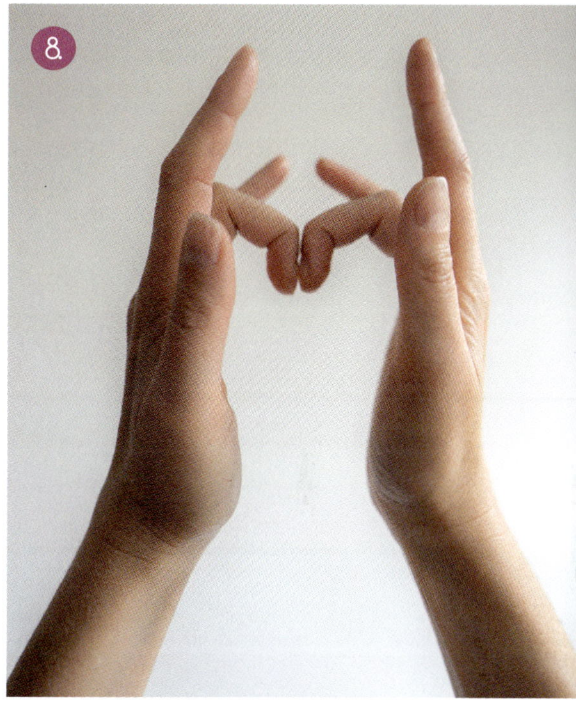

9. **Verankerungsritual:** Falten Sie ihre Hände und verschränken Sie dabei die Finger. Diese Position wird 10 Atemzüge lang gehalten. Sie wird das Ritual in Ihnen verankern und helfen,

- Verspannungen in den Schultern zu lösen,
- die Atmung zu unterstützen,
- alle Organe zu stärken,
- Sie mit Ihrem tiefen, unpersönlichen, universellen Selbst zu verbinden.

Sie können auch alle Rituale in diesem Buch auf diese Weise beenden, wenn Ihnen diese Haltung gefällt.

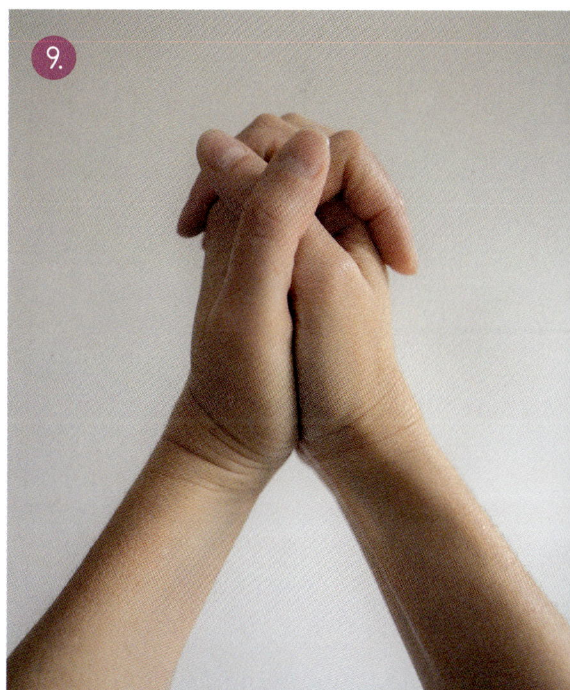

Für die rechte Seite: Dazu nehmen Sie einfach die andere Hand.

ZUR PRAXIS

Wenn Sie Lust haben, die volle Kraft der Mudras zu erleben, können Sie sich gern ein neunwöchiges Programm aufstellen (acht Wochen für die Mudras plus eine für die Handflächen), in dem Sie eine Woche lang jeden Tag dasselbe Mudra wiederholen. Achten Sie darauf, die Reihenfolge der Mudras einzuhalten, und zögern Sie nicht, sich die Veränderungen zu notieren, die Sie im Laufe der Tage spüren: Sie werden überrascht sein!

Wenn Sie möchten, können Sie sich auch auf die Vorteile eines bestimmten Mudras konzentrieren und es so lange täglich praktizieren, wie es Ihnen angenehm ist oder Sie es brauchen.

TAG 17: AUF EINEN BLICK

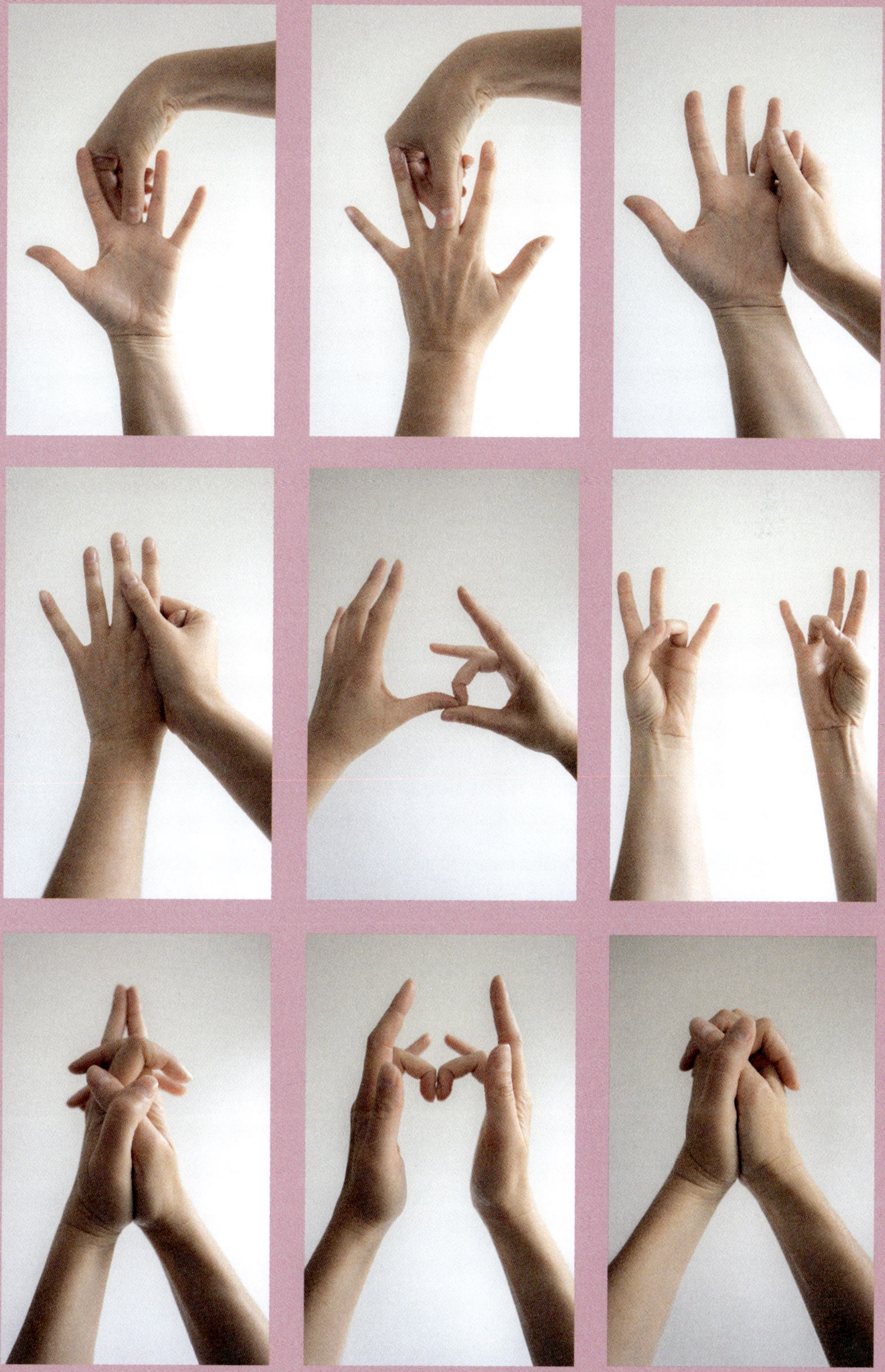

TAG 18

Loslassritual

Sweet Dreams

»Ich bin die Sterne, die Planeten und das gesamte Universum«

Mary Burmeister, *Buch 2*

Ohne guten Schlaf sind Sie nicht im Gleichgewicht oder bereit für den Tag. Es folgt nun ein Ritual, das Ihnen nicht nur helfen wird, schneller einzuschlafen, sondern auch die Tiefe und damit die Qualität Ihres Schlafs zu verbessern. Ich lade Sie dazu ein, dieses Ritual zusammen mit dem Ritual 8 (Seite 96) zu testen. Ja, das ist Absicht, denn ich habe den Schlaf auf die Tage 8 und 18 gelegt, um Sie weniger zu strapazieren, wenn Sie vielleicht schon müde sind ...

Und die gute Nachricht: Dieses Ritual lässt sich einfach im Bett durchführen. Sie müssen es auch nicht fortführen, wenn Sie schon nach dem ersten Schritt merken, dass Sie gleich einschlafen.

Die Schritte des Rituals

1. Halten Sie den linken Daumenballen (SES 18) von oben und unten, sodass Sie die kleine Mulde zwischen Daumen und Zeigefinger umschließen. Sie können auch mit der Seite beginnen, die Sie am meisten ruft. Diese Haltung hilft

   - beim Einschlafen,
   - beim Loslassen von Ängsten,
   - sich zu entspannen,
   - sich vom Leben gesättigt zu fühlen,
   - die lebenswichtigen Organe zu beruhigen, damit sie einem guten Schlaf nicht im Weg stehen.

   Für die rechte Seite: Halten Sie den Ballen des rechten Daumens mit der linken Hand fest.

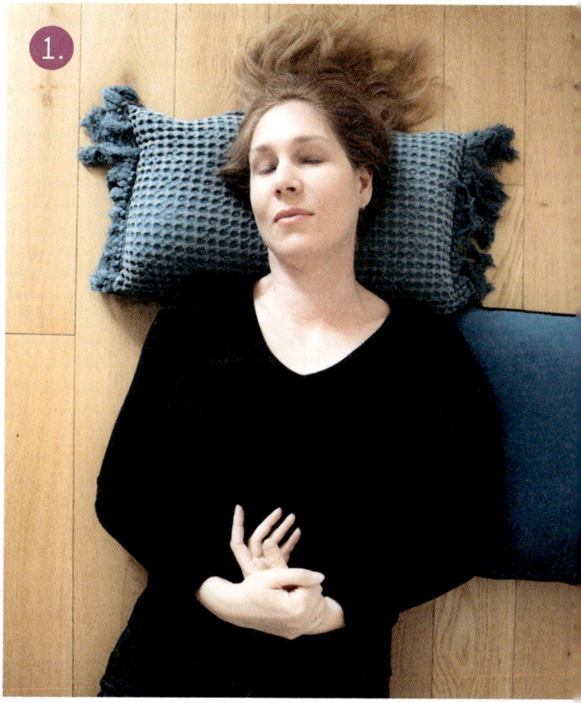

2. Legen Sie beide Hände unter den Kopf, direkt unterhalb der kleinen Knochen, die sich an der Schädelbasis befinden, auf die SES 4, um

   - einzuschlafen,
   - sich zu wiegen,
   - das Bewusstsein seinen Platz finden zu lassen,
   - sich am richtigen Ort zu fühlen,
   - beruhigt zu sein.

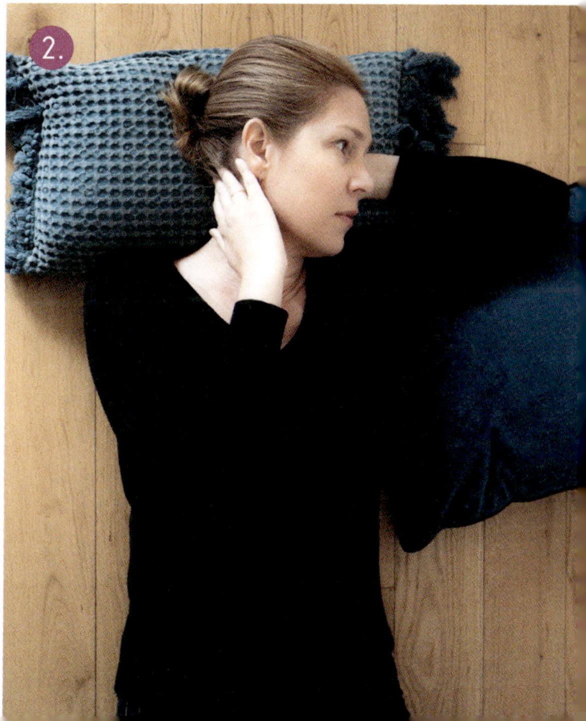

3. Halten Sie Ihren linken Mittelfinger mit den Fingern der rechten Hand und lassen Sie den rechten Daumen einfach in der Handfläche Ihrer linken Hand ruhen. Dieser Schritt dient der vollständigen Harmonisierung von Mittelfinger und Handfläche und hilft,

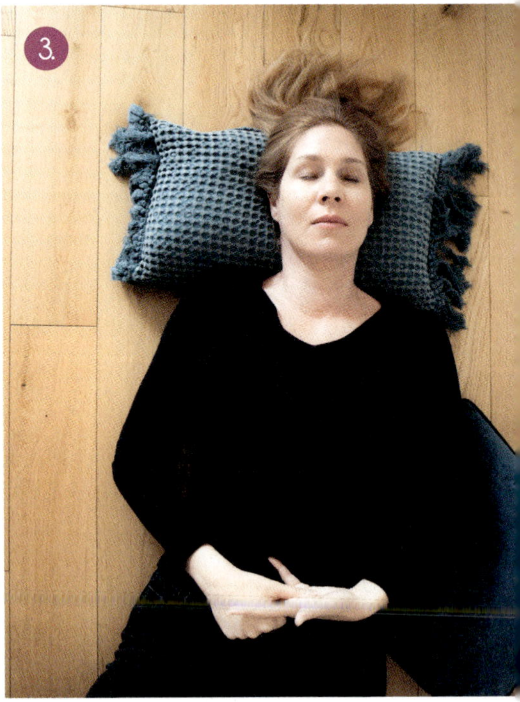

- sich neu zu zentrieren,
- Ihr ganzes Wesen in Einklang zu bringen – Körper und Geist, Psyche und Gefühle,
- beim Einschlafen,
- Freude über das Hier und Jetzt zu empfinden,
- bei der Verankerung,
- bei der allgemeinen Beruhigung.

Für die rechte Seite: Halten Sie den rechten Mittelfinger mit Ihrer linken Hand und lassen Sie Ihren linken Daumen in der rechten Handfläche ruhen.

ZUR PRAXIS

Zum Einschlafen und für einen guten Schlaf können Sie auch die Rituale 5 und 6 (Seite 78 und Seite 85) ausprobieren und sogar hintereinander durchführen. Beide sind ausgezeichnete Schlafströme, Sie müssen nur noch durch Übung herausfinden, welches Ritual für Sie am besten geeignet ist.

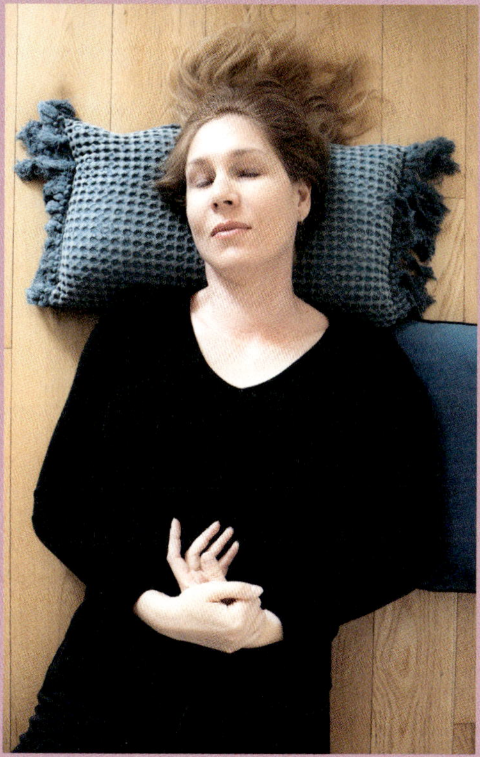

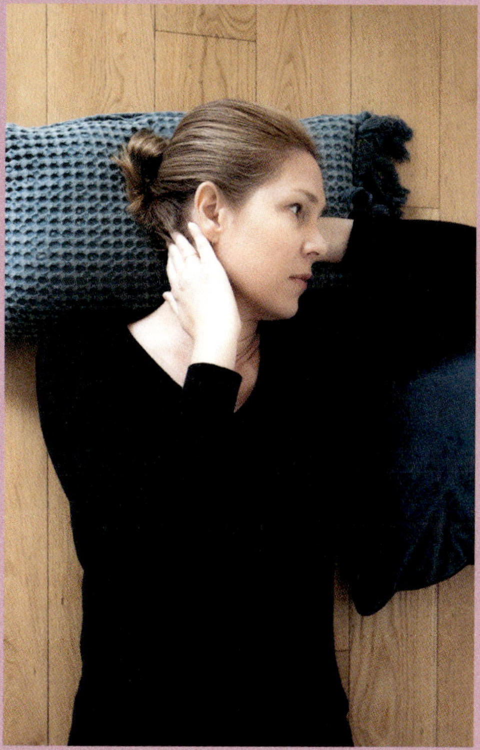

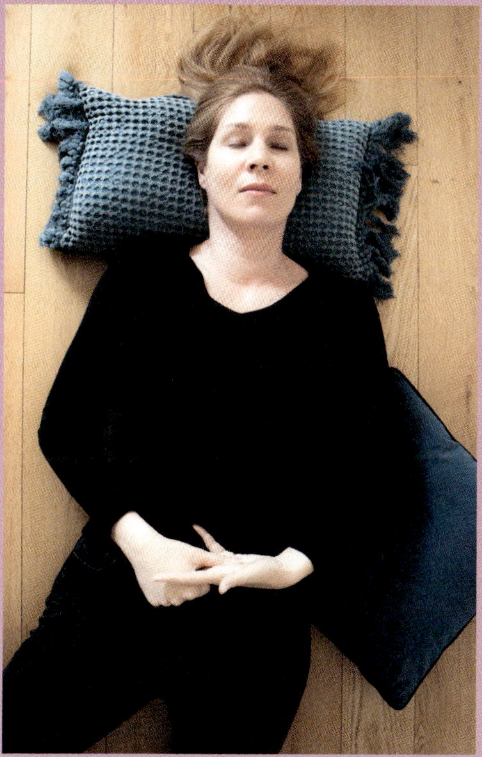

TAG 19
Ritual für mehr Energie

Neue Energie tanken

»Einatmen und die Fülle empfangen.«

Mary Burmeister, *Buch 2*

Was machen Sie, wenn Ihr Smartphone leer ist? Ja, Sie wissen, worauf ich hinauswill: Dieses Ritual ist dazu da, Ihre Batterien gründlich aufzuladen! Und es ist ein Aufladen im Schnellmodus – nur drei Handgriffe sind nötig, um neue Energie und Aufmerksamkeit auf höchstem Niveau zu erlangen. Die Schritte dieses Rituals können Sie auf beiden Seiten gleichzeitig durchführen. Und denken Sie daran: Damit Ihre Atmung vollständig und effektiv ist, atmen Sie stets durch die Nase ein.

Die Schritte des Rituals

1. Schieben Sie die Hände unter Ihr Gesäß, unter die Sitzbeinhöcker (SES 25). Das hilft dabei,

   - konzentriert zu bleiben,
   - Ihre Energie neu zu zentrieren,
   - mehr Ausdauer zu haben,
   - Ihre Muskeln zu stärken,
   - sich nach einer geistigen oder körperlichen Anstrengung zu erholen,
   - wieder zur Ruhe zu kommen,
   - Grübeln zum Schweigen zu bringen.

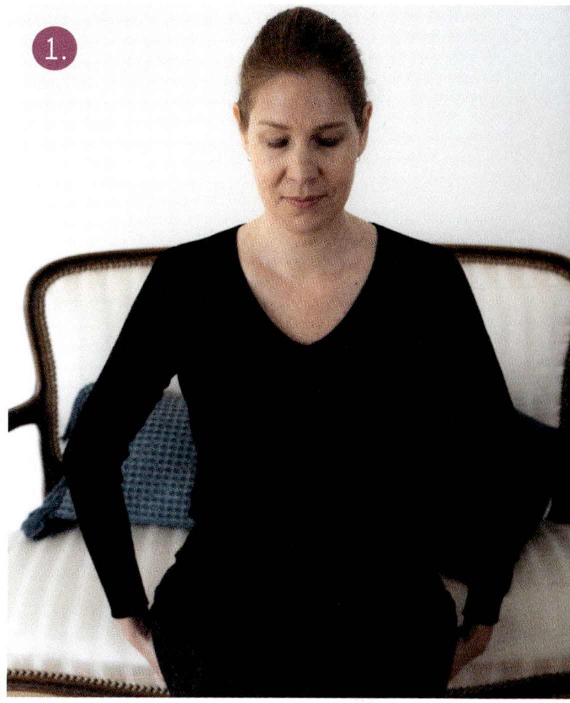

2. Führen Sie beide Hände nach oben zu Ihren Hüften und lassen Sie sie auf Ihren Beckenkämmen ruhen (SES 2). Dieser Schritt hilft,

   - die Energie nach oben zu bringen,
   - Energie im Überfluss zu empfangen,
   - wirklich tief einzuatmen, also alle Ihre Zellen mit Sauerstoff zu versorgen,
   - Ihnen die Weisheit zu geben, die Sie brauchen, um Schwierigkeiten zu meistern.

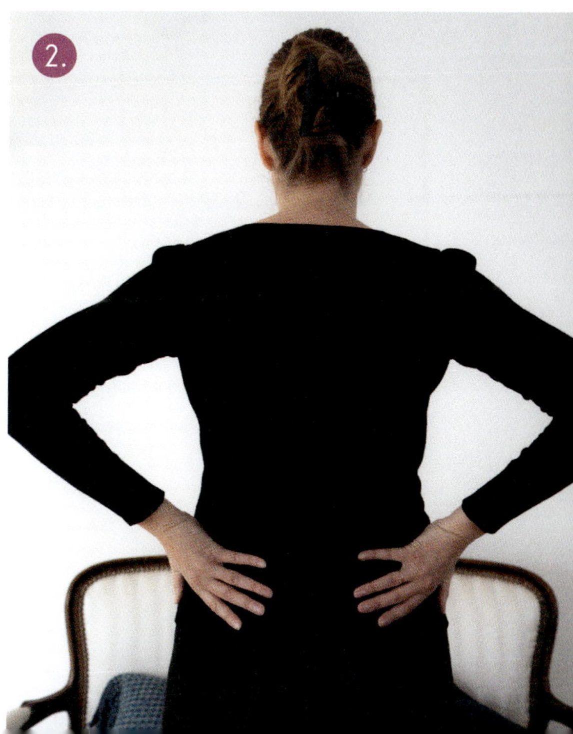

3. Legen Sie die Hände auf beide Seiten Ihres Schädels, die Handflächen auf Höhe der Ohren, sodass Ihre Finger auf den Fontanellen ruhen. Das sind die kleinen Vertiefungen auf beiden Seiten der Schädelmitte, Überbleibsel aus Ihrem Leben als Säugling, als die Knochen Ihres Schädels noch nicht zusammengewachsen waren. Diese Position hilft,

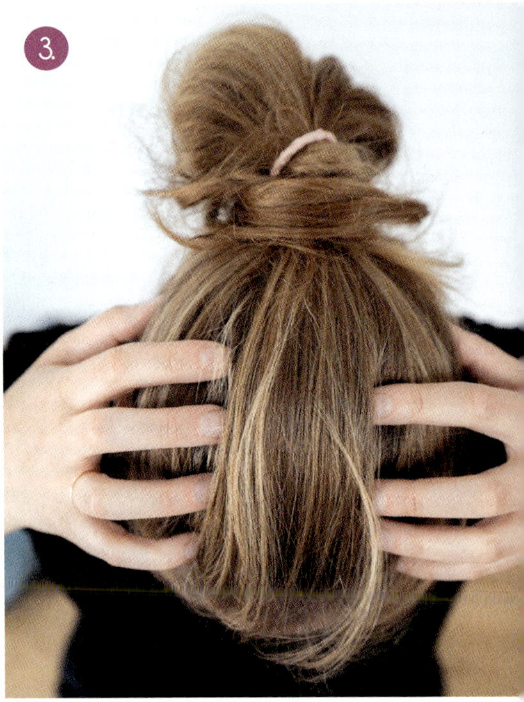

- Ihre Batterien wieder aufzuladen,
- die Leistung des Gehirns zu unterstützen,
- emotionale Spannungen loszulassen,
- die Freisetzung von Hormonen zu regulieren,
- Ihr Gehirn mit Sauerstoff zu versorgen,
- sich kurz geistig zu erholen.

ZUR PRAXIS

Dieses Ritual lässt sich leicht im Büro durchführen, bauen Sie es also regelmäßig in Ihre Pausen ein. Wenn Sie eine Hand frei haben, können Sie sie unter eine Pobacke schieben, etwa beim Telefonieren. Sie können auch nur einen der Schritte ausführen, da sie voneinander trennbar sind. Lassen Sie also Ihre Hände machen!

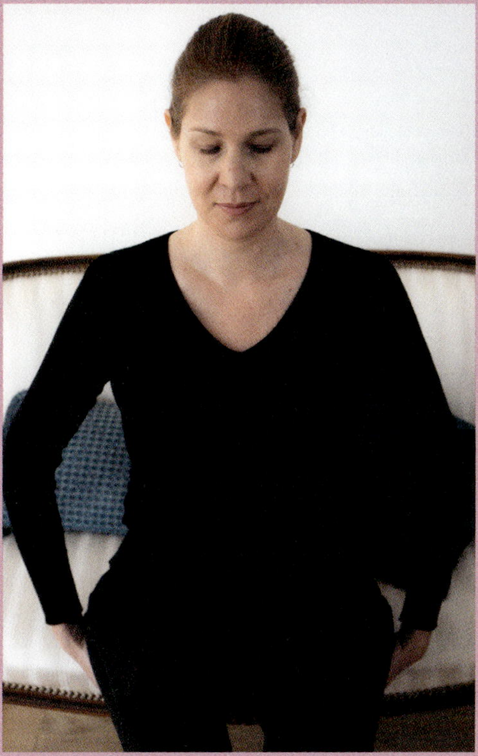

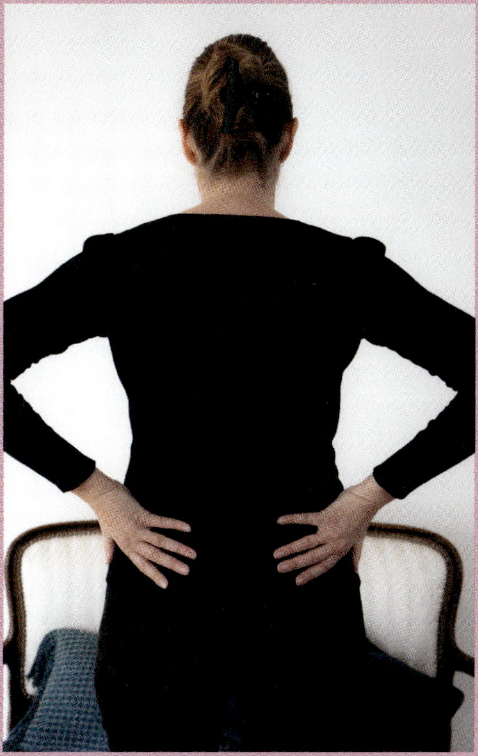

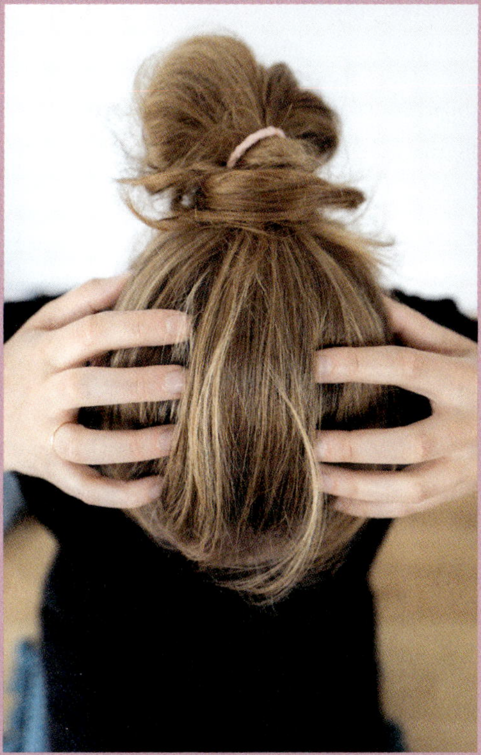

TAG 20
Verankerungsritual

Ich liebe mich, ich strahle

»Das Unendliche sein.«

Mary Burmeister, *Buch 2*

Das Ritual, das ich hier mit Ihnen teile, ist ein Liebestrank: ein Trank der Selbstliebe! Und was gibt es Wichtigeres, als sich selbst zu lieben? Denn seien wir doch mal ehrlich: Die Person, mit der wir die meiste Zeit verbringen, sind wir selbst! Und wenn unser Selbstwertgefühl verletzt, unausgeglichen oder gefährdet ist, leidet unsere Liebe zum Leben und zu den Menschen, die es mit uns teilen.

Die Schritte des Rituals

1. Legen Sie beide Hände übereinander – die linke Hand unter der rechten – auf die Mitte der Brust (SES 13 zentral), um

    - sich selbst zu lieben und diese Liebe auf die Menschen um Sie herum ausstrahlen zu lassen,
    - sich zu regenerieren,
    - den Körper zu unterstützen,
    - die Kreativität zu steigern.

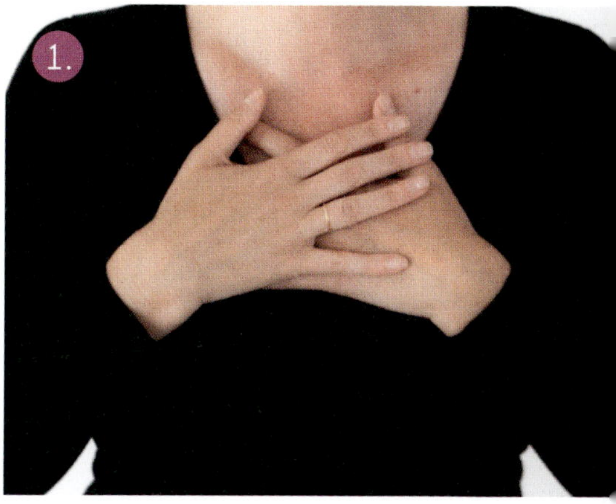

2. Halten Sie Ihren linken Zeigefinger, um

    - Angst schmelzen zu lassen,
    - das Gedankenkarussell zu stoppen,
    - die Muskulatur zu stärken,
    - geistige und körperliche Steifheit loszulassen.

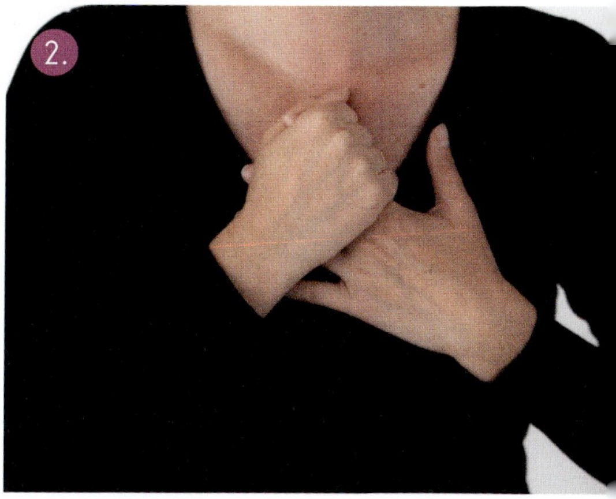

3. Halten Sie Ihren linken kleinen Finger, um Ihnen zu helfen,

    - sich selbst zu akzeptieren,
    - Ihre sozialen Masken abzulegen,
    - sich nicht zu überanstrengen,
    - sich nicht immer mehr aufzuerlegen, in ständiger Anstrengung zu leben.

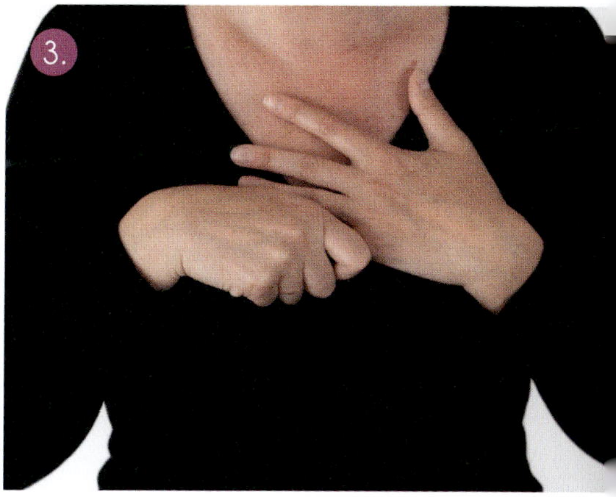

4. Kehren Sie zur Mitte über der Brust zurück, um das Ritual zu beenden und sich wieder auf »Ich helfe mir selbst« oder »Ich liebe mich selbst« zu konzentrieren.

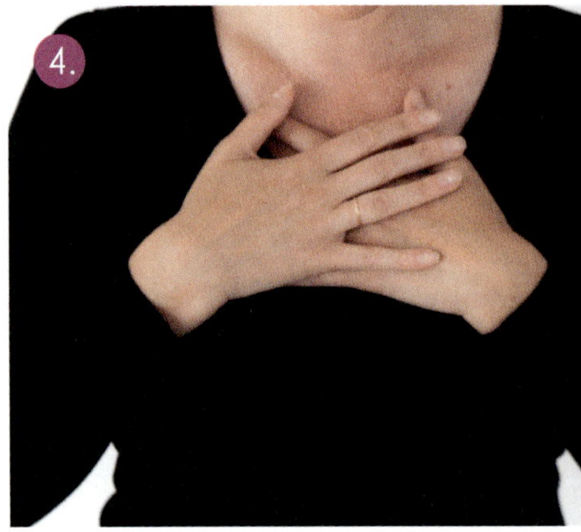

Für die rechte Seite: Wiederholen Sie die Haltungen, indem Sie diesmal die rechte Hand unter die linke legen und den rechten Zeigefinger und dann den rechten kleinen Finger halten.

ZUR PRAXIS

Dieses Ritual ist unglaublich nährend. Es ist die erste Wahl, wenn es darum geht, Ihre Energie während Ihres gesamten Lebens zu unterstützen, insbesondere wenn Sie körperlich und emotional anstrengende Zeiten durchmachen. Es ist auch ein ausgezeichnetes Strömen zur Unterstützung bei chronischen Krankheiten beziehungsweise schweren Behandlungen wie Chemo- oder Strahlentherapie.

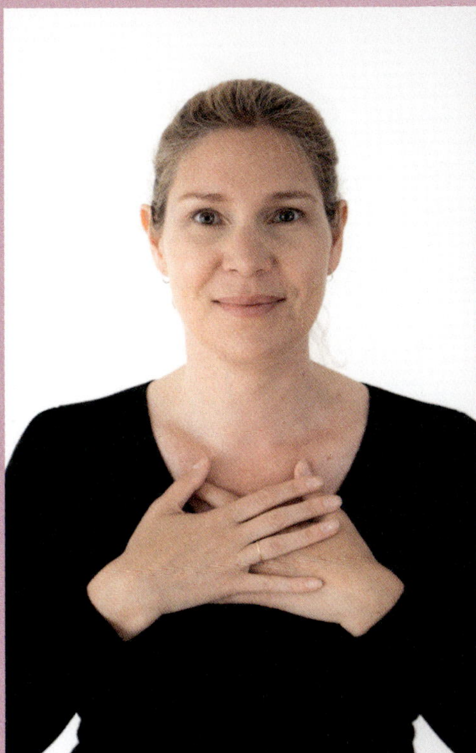

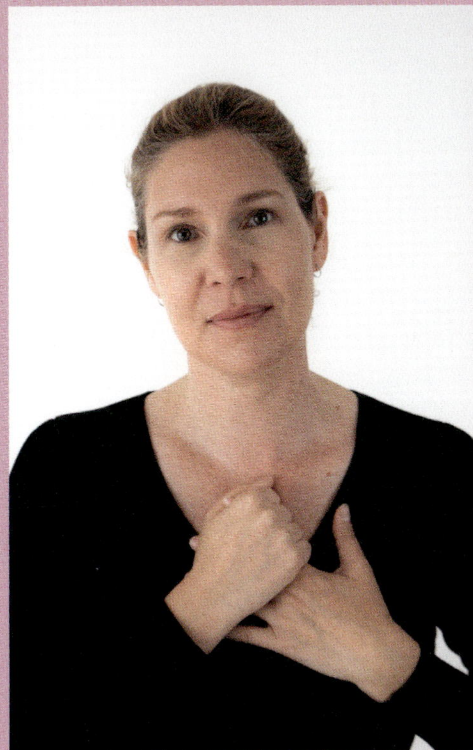

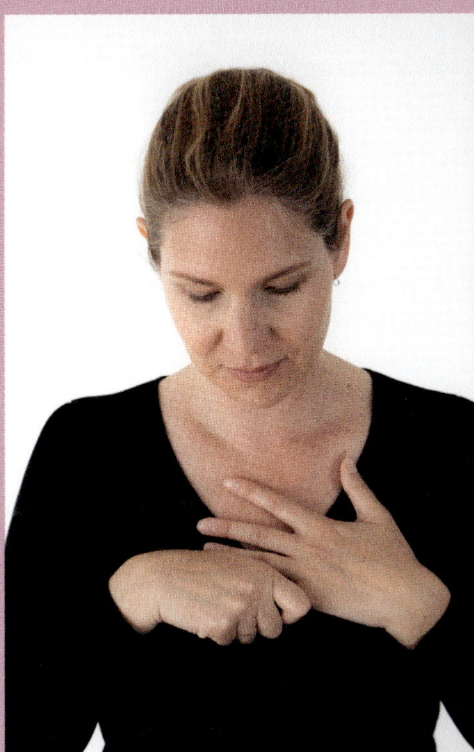

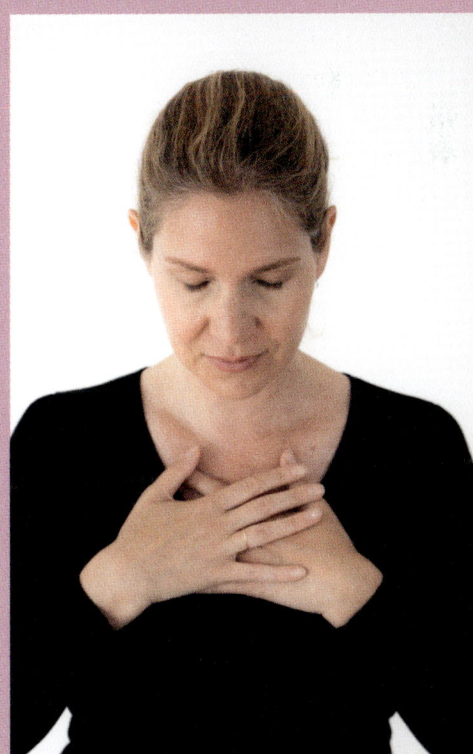

TAG 21
Loslassritual

Transformation und volles Potenzial

»Groß ist die Kunst des Anfangens, noch größer die Kunst des Dranbleibens.«

Mary Burmeister, *What Mary Says*, ...

Mary Burmeister sagte über dieses Ritual, dass all unsere Beschwerden verschwinden würden, wenn wir es ein Jahr lang jeden Tag eine Stunde praktizierten!

Das Beste zum Schluss? Finden Sie es selbst heraus! Dieses Ritual ist sanft und kraftvoll zugleich, was das Wesen des Jin Shin Jyutsu gut zusammenfasst. Jetzt, da Sie sich selbst besser lesen können, müssen Sie es nur noch täglich anwenden, damit Sie auf allen Ebenen Ihres Lebens strahlen – und zwar Ihr ganzes Leben lang! Dieses letzte Ritual soll Sie dabei unterstützen, das neue Gleichgewicht zu bewahren, das Sie in den 21 Tagen der Praxis in sich geschaffen haben.

Die Sicherheitsenergieschlösser wurden von Jirô Murai in einer bestimmten Reihenfolge angeordnet. Wenn SES 1 an erster Stelle steht, hat es im Jin Shin Jyutsu eine ganz besondere Bedeutung und einen ganz besonderen Zweck. Denkt man darüber nach, ist die 1 sogar die größte Zahl, da alle anderen Zahlen ohne sie nicht existieren würden. Aus diesem Grund harmonisiert SES 1 auch die restlichen 25 Sicherheitsenergieschlösser. Wenn die 1 in Ordnung ist, ist alles in Ordnung!

Es ist also dieses Sicherheitsenergieschloss ganz allein, welches das gesamte Ritual ausmachen wird: Das zeigt, wie wichtig es ist! SES 1 symbolisiert die Antriebskraft, durch die die höchsten Höhen und tiefsten Tiefen miteinander verbunden sind. Es ermöglicht uns, uns körperlich und emotional weiterzuentwickeln, kurz gesagt vollendete Menschen zu sein, die ihr gesamtes Potenzial mühelos ausleben.

Ich habe Ihnen dieses Sicherheitsenergieschloss bereits in der vollständigen SES-Tour im Ritual 14 (Seite 125) vorgestellt, aber wenn ich jetzt, ganz am Ende des Buches, den Zoom darauf richte, dann deshalb, weil ...

- Sie schon ein bisschen Praxis hinter sich haben,
- Sie auch gespürt haben, wie vorteilhaft Jin Shin Jyutsu ist,
- Sie erkennen, dass das Ende und der Anfang eins sind. Denn ja, das Ende dieses Buches ist der Beginn Ihrer Praxis!

Kurz gesagt, ich wollte, dass Sie eine Kurzversion des gesamten Buches in einem einzigen Schritt haben, den Sie Tag für Tag ohne Ermüdung praktizieren können, ein Schritt, der sowohl eine Zusammenfassung als auch ein Neuanfang ist.

Das Ritual

Setzen Sie sich bequem hin und legen Sie einfach Ihre rechte Hand auf die Innenseite Ihres linken Knies und Ihre linke Hand auf die Innenseite Ihres rechten Knies. Bleiben Sie so für die gewünschte Zeit oder die Dauer von 36 Atemzügen. Lassen Sie die Schultern einfach fallen, empfangen Sie diesen Moment, seien Sie dieser Moment.

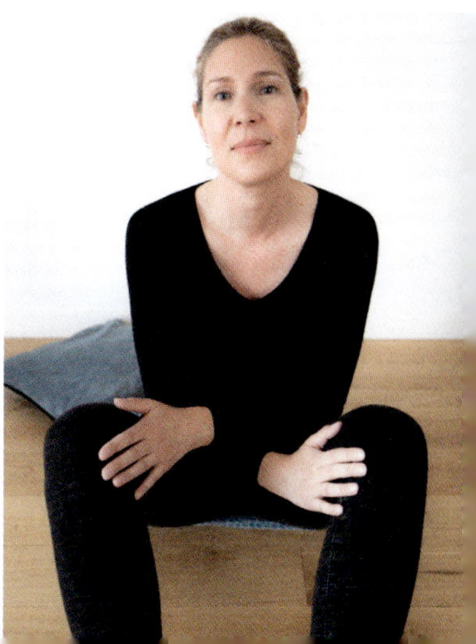

ZUR PRAXIS

Wenn es Ihnen an Motivation fehlt, Ihr SES 1 jeden Tag zu halten, denken Sie daran, dass es in den USA sogar Gruppen gibt, die sich speziell dieser Praxis widmen! Menschen, die sich gegenseitig bei ihrer täglichen Praxis unterstützen, indem sie sich motivieren und die Veränderungen, die sie dadurch in ihrem Leben sehen, mitteilen. Was dabei oft herauskommt, sind unglaubliche Lebensveränderungen, sowohl in gesundheitlicher als auch in beruflicher und persönlicher Hinsicht. Einige kündigen ihren Job, andere heiraten, wieder andere finden zu einer stabilen Gesundheit zurück. Das unterstreicht, wie wichtig dieses Ritual für unser Leben sein kann.

Mary sagte immer: »Sei dein eigenes Zeugnis!« Warum also nicht eine Gruppe in Ihrer Nähe oder virtuell mit Ihren Freund*innen gründen, um gemeinsam zu strömen? Ihre Entwicklung mit Ihren Lieben zu teilen, könnte eine unglaubliche Lebenserfahrung sein. Und auch ich würde gerne Ihre Rückmeldungen bekommen, wenn Sie Lust dazu haben, und sogar an Ihrer virtuellen Gruppe teilnehmen. Laden Sie mich gerne ein!

Ich wünsche Ihnen eine gelungene Transformation.
Genießen Sie sie!

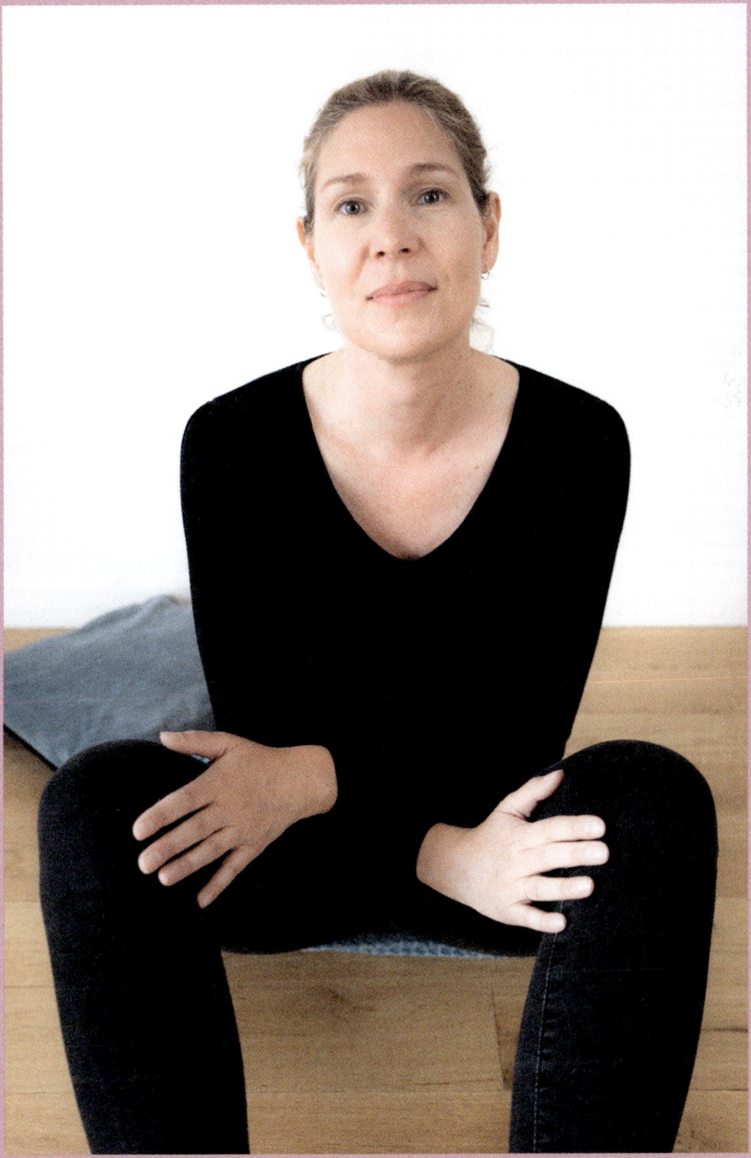

WIE GEHT ES NUN WEITER?

Nun sind Sie am Ende des Buches angelangt, und Sie haben verinnerlicht – in Ihren Zellen, in Ihrem Wesen und in Ihren Fingern –, was Jin Shin Jyutsu ist. Ich lade Sie ein, es nicht dabei zu belassen, sondern die Kunst jeden Tag Ihres Lebens zu praktizieren! Haben Sie Lust, noch weiterzugehen? Das Warum und Wie zu verstehen?

Dann wäre das Studium der drei Selbsthilfebücher von Mary Burmeister eine hervorragende Möglichkeit, Ihre Erfahrung mit Jin Shin Jyutsu in einem Kurs zu vertiefen.

Wenn Sie in Lyon sind, zögern Sie nicht, zu einem meiner Selbsthilfekurse zu kommen. Und wenn Sie zu weit weg wohnen beziehungsweise keinen Lehrgang in Ihrer Nähe finden, oder wenn Sie einfach in Ihrem eigenen Tempo lernen möchten, könnten meine Onlineschulungen die Lösung sein. Schauen Sie gern auf meiner Website vorbei, wo Sie alle nötigen Informationen (auf Französisch) finden: www.sophiebruneljsj.com

Ich wünsche Ihnen, dass Jin Shin Jyutsu zu einem Lebensstil für Sie wird, zu einer ständigen persönlichen Entwicklung und einer täglichen maßgeschneiderten Fürsorge, die Sie sich selbst schenken.

Danke, dass Sie das Buch gelesen haben, ich wünsche Ihnen eine schöne Praxis.

Mit herzlichen Grüßen
Sophie

Anhang

VERWENDETE LITERATUR

Das ist die Literatur, die mir geholfen hat, mein eigenes Buch zu schreiben, und die mir auch im Allgemeinen geholfen hat!

Die Bücher von Mary Burmeister

Mary Burmeister (2003 und 2014): *Introduction au Jin Shin Jyutsu Est., Livre I, Livre II, Livre III.* Selbstverlag

Mary Burmeister: *Jin Shin Jyutsu, Texte I et Texte II.* Baleine Indigo

Mary Burmeister: *What Mary Says, ...* Sammlung von Zitaten im Selbstverlag

Weitere Lektüren

Elaine N. Aron (2005): *Sind Sie hochsensibel? Wie Sie Ihre Empfindsamkeit erkennen, verstehen und nutzen.* mvg Verlag

Alice Burmeister, Tom Monte (2019): *Heilende Berührung, Körper, Seele und Geist mit Jin Shin Jyutsu behandeln.* Knaur MensSana TB

Natacha Calestrémé (2023): *Der Schlüssel zu Ihrer Energie, Schluss mit negativen Gefühlen und Antriebslosigkeit.* Goldmann Verlag

Dr. B. Fogg (2021): *Die Tiny Habits-Methode, Kleine Schritte, große Wirkung.* btb Verlag

Christophe Galfard (2020): *Das Universum in deiner Hand.* C.H.Beck

Gary Keller, Jay Papasan (2017): *The One Thing, Die überraschend einfache Wahrheit über außergewöhnlichen Erfolg.* Redline Verlag

Véronique Le Normand (2019): *La lumière carrée de la lune, Jin Shin Jyutsu, une médécine ancestrale japonaise.* Actes Sud

Fabrice Midal (2022): *Les 5 portes, Trouve le chemin de ta spiritualité.* Flammarion/Versilio

Hubert Reeves (1984): *Poussières d'étoiles.* Seuil

Arnaud Riou (2014): *Réveillez le chaman qui est en vous.* Harmonie/Solar

Chloé Romengas (2018): *Rayures et Ratures.* Selbstverlag

Jen Sincero (2017): *Du bist der Hammer! Hör endlich auf, an deiner Großartigkeit zu zweifeln, und beginn ein fantastisches Leben.* Ariston

Eckhart Tolle (2024): *Jetzt! Die Kraft der Gegenwart.* Arkana

SACHREGISTER

DANK

Ich danke der Freundlichkeit! Und ganz besonders der von Fabienne Colas-Dobelli, ohne die es dieses Buch nicht geben würde. Merci, Fabienne, für deine Unterstützung, dein Lächeln und deinen Enthusiasmus, sie sind ein Segen in meinem persönlichen und beruflichen Leben, ich danke dir von ganzem Herzen. Merci, Stéphanie, für dein Vorwort, das mich zu Tränen gerührt hat, ich habe Sachlichkeit erwartet und eine unendliche Sanftheit darin gefunden. Danke, David, für die Fotos, aber vor allem für dein schnelles Handeln und deine gute Laune, was die Arbeitsstunden so angenehm gemacht hat.

Ich danke Sarah Laca für unseren Austausch und dass sie die Verbindung zu Isabelle hergestellt hat. Isabelle Servant, danke für dein Vertrauen, das Teilen, deine Geduld, dein Auge, deine Genauigkeit, dein Ohr. Danke für deine wohlwollende Begleitung, dieses Buch wäre ohne dich nicht das, was es ist. Danke, dass du mich mit dem Verlag Guy Trédaniel in Verbindung gebracht hast, und ein ganz besonderer Dank geht an Marie Pichon, meine Verlegerin. Ich danke dir für deinen herzlichen Empfang, dein Vertrauen, deine berührenden Worte, deine Präsenz, als ich gezweifelt habe, deine Unterstützung, Dynamik und Natürlichkeit: Mit dir ist alles im Flow!

Ich danke Mary Burmeister und Jirô Murai, dass sie uns die Kunst der Selbstheilung geschenkt haben, und danke an die Personen, die mir Jin Shin Jyutsu nähergebracht haben: Brigitte und alle meine Ausbilder*innen: Sara Harper, Iole Lebensztajn, Adele Leas, Matthias Roth, Nathalie Max, Petra Elmendorff, Wayne Hackett, Carlos Gutterres, Muriel Carlton, Jill Pasquinelli und diejenigen, die mich inspirieren: Kelly Mount, Susie Plettner und Waltraud Riegger-Krause. Danke auch an Eva Nieporte für ihre Freundschaft und ihre Arbeit zur Unterstützung des Jin Shin Jyutsu in Frankreich.

Ich danke meiner Familie für ihre Unterstützung, Ermutigung und Geduld, ganz besonders Mama, Barbara, Marie und Valérie, mein kleines Rudel. Ich danke meinen Kindern, ich liebe euch! Danke, Noé, für deinen Enthusiasmus und deine Freude, als ich angekündigt habe, dieses Buch zu schreiben, und danke, Mélia, für deine Geduld, wenn ich geschrieben habe, statt mit dir in den Park zu gehen!

Merci, Chloé Romengas und Véronique Le Normand, dass ihr mich inspiriert und an das Projekt geglaubt habt, und danke für eure Ermutigung, bevor ich überhaupt wusste, dass dieses Buch eine Form und einen Verlag finden würde.

Danke an alle meine Freund*innen für ihre unterstützende Präsenz, Clarisse für unser Lachen und Weinen, für deine Worte und Liebe, Élodie für deine weise Verrücktheit, Gail für deine unerschütterliche Präsenz, Laure, Eugénie und Sidou für eure Liebe, Joseph für deine Ermahnungen und deine Unterstützung, Fanny, für unsere seelische Verbundenheit, Philippe für dein Wohlwollen und dafür, dass du mich auf die Kraft in mir aufmerksam gemacht hast, Aude für deine Freundschaft, Christophe für das, was du bist, und dein Korrekturlesen, Jeanne für deine Anwesenheit und unsere Komplizenschaft, Morgane (die Mutter von Héloïse) für unsere Gespräch, und Morgane (die Buchhändlerin), für deinen herzlichen Empfang, Séverine für deine offenen Arme, Agnès für deine Tiefe und Großzügigkeit, Aurélien für deine kopfstehenden Smileys und deinen Enthusiasmus, Keiko für das Teilen meiner Freude nach dem Kontakt mit dem Verlagshaus, Lætitia für die Inspiration, die du bist, und unseren Austausch, Sophie (Wellness) für dein Vertrauen, deine Unterstützung und deine Fürsorge, Ludivine (Symphytum-Raum), weil du mir deine Tür für das Shooting geöffnet hast, und danke an Cendrine, Mériç, Laurence, Estelle, Valérie, Mélanie, Charlotte, Shaërazade, Audrey und ... ich habe jetzt bestimmt einige vergessen, seht es mir nach, in meinem Herzen danke ich auch euch!

Danke an alle, die dazu beigetragen haben, mich zu der Jin-Shin-Jyutsu-Praktikerin zu machen, die ich bin, und insbesondere an meine Klient*innen für ihre herzlichen Rückmeldungen zu unseren Sitzungen.

Und natürlich: ein Riesendankeschön an alle meine Schüler*innen. Mit euch im Sinn ist dieses Buch in meinem Kopf entstanden – damit ihr nach meinen Kursen eine einfache Unterstützung nach Hause mitnehmen könnt, die diese Kunst mühelos in euren Alltag integriert!

ÜBER DIE AUTORIN

Sophie Brunel ist seit über zwölf Jahren Heilpraktikerin in Lyon. Sie ist Spezialistin für Jin Shin Jyutsu, eine manuelle Behandlung zur Harmonisierung der Lebensenergie, die mit der Akupunktur verwandt ist. Sophie Brunel absolvierte zunächst eine Massageausbildung und wandte sich dann für eine genauere Kenntnis des Menschen der Naturheilkunde zu. Heute widmet sie sich ausschließlich dem Jin Shin Jyutsu und bietet in ihrer eigenen Praxis nicht nur Einzelsitzungen an, sondern ist zugleich eine gefragte Ausbilderin.

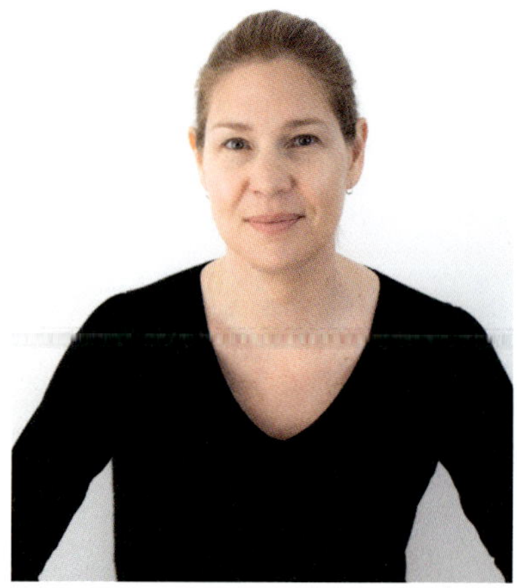

21 Tage Jin Shin Jyutsu

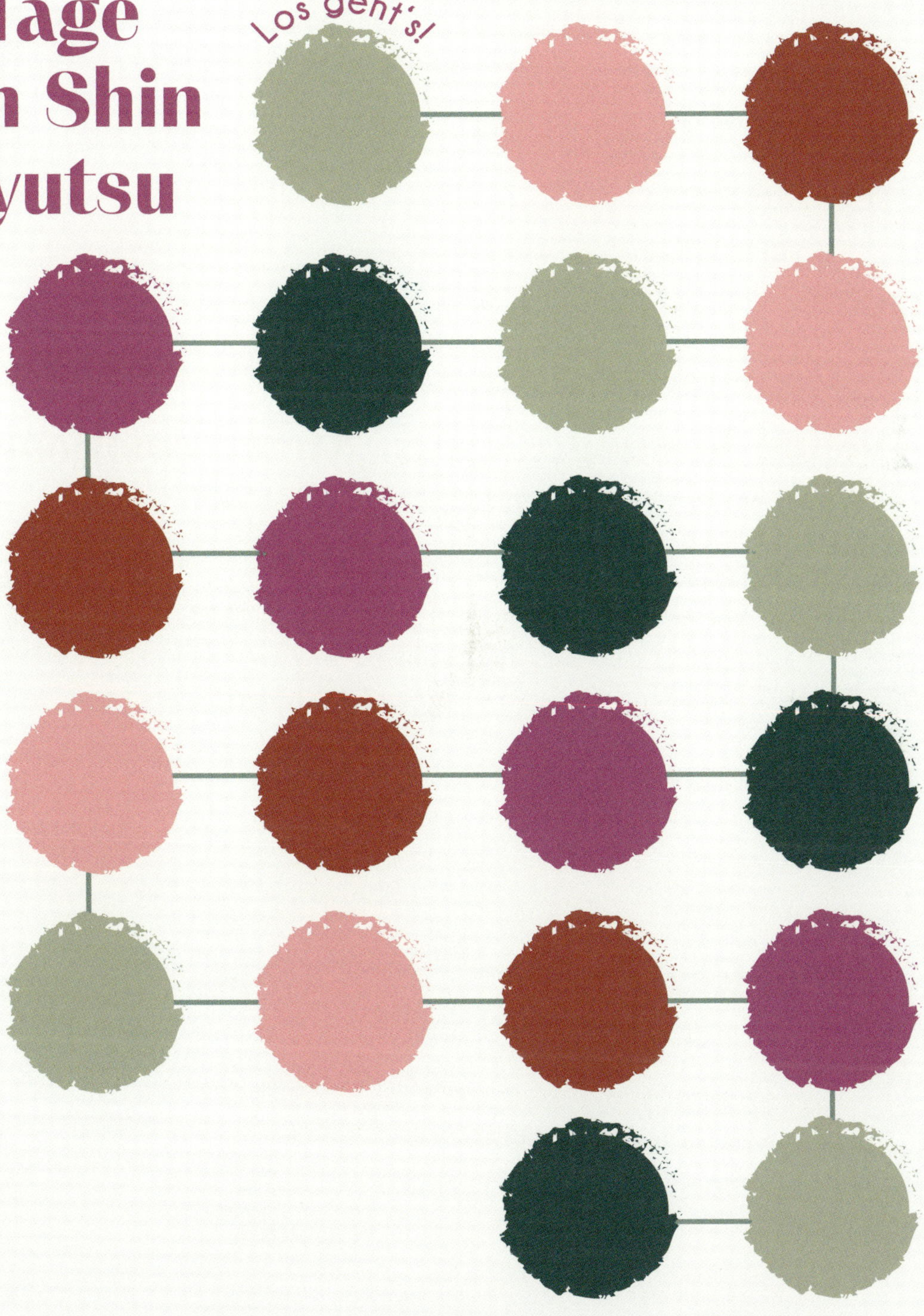

Sei dein eigenes Zeugnis!

Datum

Jin Shin Jyutsu – Protokoll

Ritual:

Körperseite:

Dauer:

Meine Atmung

Vorher

Nachher

Meine Emotionen

Vorher

Nachher

Mein Körper

Vorher

Nachher

Meine Notizen

Vorher

Nachher